国家出版基金项目
NATIONAL PUBLICATION FOUNDATION

中国中药资源大典

中国中药资源大典
——中药材系列

中药材生产加工适宜技术丛书

中药材产业扶贫计划

黄芪生产加工适宜技术

总 主 编　黄璐琦

主　　编　刘根喜　滕训辉

副 主 编　朱田田　李旻辉　张春红

中国医药科技出版社

内 容 提 要

《中药材生产加工适宜技术丛书》以全国第四次中药资源普查工作为抓手，系统整理我国中药材栽培加工的传统及特色技术，旨在科学指导、普及中药材种植及产地加工，规范中药材种植产业。本书为黄芪生产加工适宜技术，包括：概述、黄芪药用资源、黄芪栽培技术、黄芪特色适宜技术、黄芪药材质量评价、黄芪现代医药研究、黄芪性能与应用等内容。本书适合中药种植户及中药材生产加工企业参考使用。

图书在版编目（CIP）数据

黄芪生产加工适宜技术 / 刘根喜，滕训辉主编 . — 北京：中国医药科技出版社，2017.11

（中国中药资源大典 . 中药材系列 . 中药材生产加工适宜技术丛书）

ISBN 978-7-5067-9517-3

Ⅰ . ①黄… Ⅱ . ①刘… ②滕… Ⅲ . ①黄芪—中药加工 Ⅳ . ① R282.71

中国版本图书馆 CIP 数据核字（2017）第 201339 号

美术编辑 陈君杞
版式设计 锋尚设计

出版　中国医药科技出版社
地址　北京市海淀区文慧园北路甲 22 号
邮编　100082
电话　发行：010-62227427　邮购：010-62236938
网址　www.cmstp.com
规格　710×1000mm　$^1/_{16}$
印张　10
字数　94 千字
版次　2017 年 11 月第 1 版
印次　2021 年 8 月第 2 次印刷
印刷　北京盛通印刷股份有限公司
经销　全国各地新华书店
书号　ISBN 978-7-5067-9517-3
定价　25.00 元

中药材生产加工适宜技术丛书
—— 编委会 ——

总 主 编 黄璐琦

副 主 编 （按姓氏笔画排序）

王晓琴	王惠珍	韦荣昌	韦树根	左应梅	叩根来
白吉庆	吕惠珍	朱田田	乔永刚	刘根喜	闫敬来
江维克	李石清	李青苗	李旻辉	李晓琳	杨 野
杨天梅	杨太新	杨绍兵	杨美权	杨维泽	肖承鸿
吴 萍	张 美	张 强	张水寒	张亚玉	张金渝
张春红	张春椿	陈乃富	陈铁柱	陈清平	陈随清
范世明	范慧艳	周 涛	郑玉光	赵云生	赵军宁
胡 平	胡本详	俞 冰	袁 强	晋 玲	贾守宁
夏燕莉	郭兰萍	郭俊霞	葛淑俊	温春秀	谢晓亮
蔡子平	滕训辉	瞿显友			

编 委 （按姓氏笔画排序）

王利丽	付金娥	刘大会	刘灵娣	刘峰华	刘爱朋
许 亮	严 辉	苏秀红	杜 弢	李 锋	李万明
李军茹	李效贤	李隆云	杨 光	杨晶凡	汪 娟
张 娜	张 婷	张小波	张水利	张顺捷	陈清平
林树坤	周先建	赵 峰	胡忠庆	钟 灿	黄雪彦
彭 励	韩邦兴	程 蒙	谢 景	谢小龙	雷振宏

学术秘书 程 蒙

———— 本书编委会 ————

主　　编　刘根喜　滕训辉

副 主 编　朱田田　李旻辉　张春红

编写人员　（按姓氏笔画排序）

　　　　　弓　强（山西中医学院）

　　　　　刘根喜（山西中医学院）

　　　　　朱田田（甘肃中医药大学）

　　　　　李旻辉（内蒙古自治区中医药研究所）

　　　　　张春红（内蒙古科技大学包头医学院）

　　　　　金旭宇（山西华元医药集团有限公司）

　　　　　赵贵富（山西国新晋药集团浑源药业有限公司）

　　　　　侯美利（中药资源动态监测信息和技术服务中心浑源站）

　　　　　郭增祥（甘肃省岷县中药材生产技术指导站）

　　　　　滕训辉（山西省药物培植场）

序

我国是最早开始药用植物人工栽培的国家，中药材使用栽培历史悠久。目前，中药材生产技术较为成熟的品种有200余种。我国劳动人民在长期实践中积累了丰富的中药种植管理经验，形成了一系列实用、有特色的栽培加工方法。这些源于民间、简单实用的中药材生产加工适宜技术，被药农广泛接受。这些技术多为实践中的有效经验，经过长期实践，兼具经济性和可操作性，也带有鲜明的地方特色，是中药资源发展的宝贵财富和有力支撑。

基层中药材生产加工适宜技术也存在技术水平、操作规范、生产效果参差不齐问题，研究基础也较薄弱；受限于信息渠道相对闭塞，技术交流和推广不广泛，效率和效益也不很高。这些问题导致许多中药材生产加工技术只在较小范围内使用，不利于价值发挥，也不利于技术提升。因此，中药材生产加工适宜技术的收集、汇总工作显得更加重要，并且需要搭建沟通、传播平台，引入科研力量，结合现代科学技术手段，开展适宜技术研究论证与开发升级，在此基础上进行推广，使其优势技术得到充分的发挥与应用。

《中药材生产加工适宜技术》系列丛书正是在这样的背景下组织编撰的。该书以我院中药资源中心专家为主体，他们以中药资源动态监测信息和技术服务体系的工作为基础，编写整理了百余种常用大宗中药材的生产加工适宜技术。全书从中药材

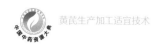

的种植、采收、加工等方面进行介绍，指导中药材生产，旨在促进中药资源的可持续发展，提高中药资源利用效率，保护生物多样性和生态环境，推进生态文明建设。

丛书的出版有利于促进中药种植技术的提升，对改善中药材的生产方式，促进中药资源产业发展，促进中药材规范化种植，提升中药材质量具有指导意义。本书适合中药栽培专业学生及基层药农阅读，也希望编写组广泛听取吸纳药农宝贵经验，不断丰富技术内容。

书将付梓，先睹为悦，谨以上言，以斯充序。

中国中医科学院 院长

中 国 工 程 院 院 士　　张伯礼

丁酉秋于东直门

总 前 言

中药材是中医药事业传承和发展的物质基础，是关系国计民生的战略性资源。中药材保护和发展得到了党中央、国务院的高度重视，一系列促进中药材发展的法律规划的颁布，如《中华人民共和国中医药法》的颁布，为野生资源保护和中药材规范化种植养殖提供了法律依据；《中医药发展战略规划纲要（2016—2030年）》提出推进"中药材规范化种植养殖"战略布局；《中药材保护和发展规划（2015—2020年）》对我国中药材资源保护和中药材产业发展进行了全面部署。

中药材生产和加工是中药产业发展的"第一关"，对保证中药供给和质量安全起着最为关键的作用。影响中药材质量的问题也最为复杂，存在种源、环境因子、种植技术、加工工艺等多个环节影响，是我国中医药管理的重点和难点。多数中药材规模化种植历史不超过30年，所积累的生产经验和研究资料严重不足。中药材科学种植还需要大量的研究和长期的实践。

中药材质量上存在特殊性，不能单纯考虑产量问题，不能简单复制农业经验。中药材生产必须强调道地药材，需要优良的品种遗传，特定的生态环境条件和适宜的栽培加工技术。为了推动中药材生产现代化，我与我的团队承担了农业部现代农业产业技术体系"中药材产业技术体系"建设任务。结合国家中医

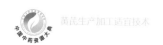

药管理局建立的全国中药资源动态监测体系，致力于收集、整理中药材生产加工适宜技术。这些适宜技术限于信息沟通渠道闭塞，并未能得到很好的推广和应用。

本丛书在第四次全国中药资源普查试点工作的基础下，历时三年，从药用资源分布、栽培技术、特色适宜技术、药材质量、现代应用与研究五个方面系统收集、整理了近百个品种全国范围内二十年来的生产加工适宜技术。这些适宜技术多源于基层，简单实用、被老百姓广泛接受，且经过长期实践、能够充分利用土地或其他资源。一些适宜技术尤其适用于经济欠发达的偏远地区和生态脆弱区的中药材栽培，这些地方农民收入来源较少，适宜技术推广有助于该地区实现精准扶贫。一些适宜技术提供了中药材生产的机械化解决方案，或者解决珍稀濒危资源繁育问题，为中药资源绿色可持续发展提供技术支持。

本套丛书以品种分册，参与编写的作者均为第四次全国中药资源普查中各省中药原料质量监测和技术服务中心的主任或一线专家、具有丰富种植经验的中药农业专家。在编写过程中，专家们查阅大量文献资料结合普查及自身经验，几经会议讨论，数易其稿。书稿完成后，我们又组织药用植物专家、农学家对书中所涉及植物分类检索表、农业病虫害及用药等内容进行审核确定，最终形成《中药材生产加工适宜技术》系列丛书。

在此，感谢各承担单位和审稿专家严谨、认真的工作，使得本套丛书最终付梓。希望本套丛书的出版，能对正在进行中药农业生产的地区及从业人员，有一些切实的参考价值；对规范和建立统一的中药材种植、采收、加工及检验的质量标准有一点实际的推动。

2017年11月24日

前　言

黄芪，始载于《神农本草经》，称戴糁；《本草纲目》称黄芪；《名医别录》称戴椹、独椹、蜀脂、百本。《药性论》称王孙。李时珍说，芪是长的意思，黄芪色黄为补药之长，故名。今俗称黄芪，药用迄今已有2000多年的历史。

黄芪具有丰富的化学成分，如黄芪皂苷、黄芪多糖、黄酮类化合物及三萜类物质，还含有氨基酸、维生素、蛋白质、胡萝卜素、叶酸、亚油酸和钙、铁、锌、硒等多种微量元素。黄芪的药理作用较为广泛，大量研究证实，黄芪及其提取物具有保护心肌、免疫调节、防治缺血再灌注损伤、调节血糖血压等诸多作用。黄芪对于循环系统疾病具有扩张血管、强心、利尿以及改善心脏血流动力学等诸多作用，可有效调节患者神经内分泌，改善心肌供氧、供血及能量供给等；对于病毒性心肌炎及其所致心力衰竭，可对结缔组织异常增生具有抑制作用，可降低心肌硬度，从而改善患者的心肌舒张功能；对于神经系统相关性疾病、缺氧缺血性脑病，黄芪具有强效抗氧化活性，可有效抑制自由基生成并清除过剩自由基，从而发挥细胞保护作用；对于感冒、变应性鼻炎等呼吸系统疾病，黄芪中多种有效成分具有广谱抗病毒作用；对于急性肾衰竭等，黄芪可降低肾脏蛋白排泄率、三酰甘油水平，提高血白蛋白水平，从而起到防治肾病综合征的作用。研究证明，脑血栓、慢性乙型病毒性肝炎、2型糖尿病、糖尿病肾病及心力衰竭等疾病患者在常规治疗的基础上加用黄芪

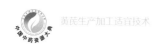

制剂后，临床疗效获得了显著提高，表明黄芪具有广泛的药理作用。

黄芪还是百姓经常食用的保健食品，食用方便，可煎汤，煎膏，浸酒，入菜肴等。民间流传着"常喝黄芪汤，防病保健康"的顺口溜，意思是说经常用黄芪煎汤或泡水代茶饮，具有良好的防病保健作用。黄芪和人参均属补气良药，人参偏重于大补元气，回阳救逆；而黄芪则以补虚为主，天气变化就容易感冒者，中医称为"表不固"，可用黄芪来固表，常服黄芪可以避免经常性的感冒。

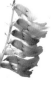

本书旨在对道地黄芪种植规范及采收加工技术的总结整理，系统编写指导中药材绿色种植与加工的专业科学普及书，内容包括黄芪的药用资源、种植与加工技术、特色适宜技术、药材学、中药性能与应用等。既要表达黄芪药材的最新研究成果，还要总结好传统的技术方法，还要与黄芪生产加工实际相结合，力求适宜、实际、实用、实效。努力推动中药材规范化种植，促进中药资源与精准扶贫融合，确保中药资源可持续利用与健康发展。

作者在编写本书过程中得到了山西省药物培植场、山西农业大学、甘肃中医药大学、内蒙古自治区中医药研究所、内蒙古科技大学包头医学院等专家、学者以及第四次中药资源普查专家们的全力支持和帮助；并引用了相关专家学者发表的论著，在此一并致谢！同时，我们向参加本书编审的专家和同志们致以衷心谢意！

尽管已经做了最大的努力，但由于编者水平有限，错误在所难免，还会存在不足和疏漏之处，敬请广大读者指正。

特别提示：本书中所列中医方剂的功能主治及用法用量，仅供参考，实际服用请遵医嘱。

编者

2017年4月

目　录

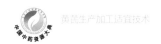
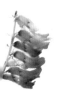

第1章

概　述

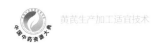

黄芪为豆科植物膜荚黄芪*Astragalus membranaceus*（Fisch）Bge.或蒙古黄芪*A. membranaceus*（Fisch）Bge.var.*mongholicus*（Bge）Hsiao的干燥根。味甘，性微温。归肺、脾经。能补气升阳，固表止汗，利水消肿，生津养血，行滞通痹，托毒排脓，敛疮生肌。用于气虚乏力，食少便溏，中气下陷，久泻脱肛，便血崩漏，表虚自汗，气虚水肿，内热消渴，血虚萎黄，半身不遂，痹痛麻木，痈疽难溃，久溃不敛。

黄芪属大宗常用中药材品种，主产于山西、内蒙古、河北、辽宁、陕西、宁夏、青海、山东、黑龙江、吉林等省区。以山西浑源为著名产地。商品中山西浑源、应县产的膜荚黄芪、内蒙古产的蒙古黄芪为道地药材。其商品按其形态分为三大类。

1. 黑皮芪

卜奎芪（黑龙江齐齐哈尔）、宁古塔芪（黑龙江宁安、牡丹江）、正口芪（内蒙古昭、察两盟的红蓝芪、黑石滩芪）皆属之，外表浅黑色或香灰色，皮松肉紧，切断面组织紧密，内心深黄，有油润性，外缘有淡黄色环圈，射线如菊花纹，味甘。

2. 白皮芪

浑源芪（山西浑源周围）、大岚芪（山西管涔山）、绵芪（山西绵山）、壮芪（陕西绥德）、武川芪（内蒙古察素齐）皆属之，外表浅黄色至黄土色，皮肉紧贴，横断面中心鲜黄色，外圈浅黄色，所谓金井玉栏，质坚挺，味甘。

3. 红芪

陇西所产的西芪，市场上称川芪或晋芪，外表红棕色，内色粉白，质坚硬，粉性特多，味甘。

　　黄芪商品来源野生品及人工栽培品均有，20世纪70年代以前以采挖野生资源为主，60年代中后期由于长年采挖而致野生资源逐渐稀少，70年代开始人工种植，并逐步成为商品主要来源。全国家种产区主要分布于山西浑源、应县、广灵、平顺；内蒙古固阳、土默特右旗、查尔右中旗；黑龙江林口、鹤岗；河北定州、安国、安平；甘肃武都、宕昌、正宁等地。20世纪80年代开始市场产销稳定，1985年产11 150吨，1992年全国栽培年产12 298吨，其中河北产5056吨，山东产2193吨，甘肃产2463吨，陕西产818吨，黑龙江产129吨。90年代后，甘肃产量最大。21世纪初，全国年产销量已超过10 000吨，还将继续上升。

　　建议相关部门广泛征求行业专家意见，依据黄芪生态适宜性合理布局生产区域，以黄芪道地药材产区山西浑源、内蒙古武川、甘肃陇西为核心，建立黄芪种质资源库，加强种质资源保存、鉴定、评价和选育研究。加强科学技术研究，解决制约生产的关键问题。推进黄芪的仿野生生态化种植，合理用工，科学管理，降低生产成本，提高质量和产量，让国内更多的人用得上优质黄芪。

第2章

黄芪药用资源

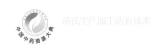
第一节 黄芪的植物学特征与分类检索

一、黄芪的植物学形态特征

1. 黄芪（原变种）膜荚黄芪

为多年生草本，高50～100cm。

主根肥厚，木质，常分枝，灰白色。

茎直立，上部多分枝，有细棱，被

白色柔毛。羽状复叶有13～27片小

叶，长5～10cm；叶柄长0.5～1cm；

托叶离生，卵形，披针形或线状披针

形，长4～10mm，下面被白色柔毛

或近无毛；小叶椭圆形或长圆状卵

形，长7～30mm，宽3～12mm，先端

钝圆或微凹，具小尖头或不明显，基

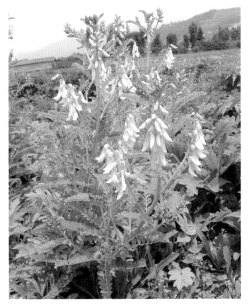

图2-1 黄芪植株实物图
（摄于甘肃省渭源县会川镇）

部圆形，上面绿色，近无毛，下面被伏贴白色柔毛。总状花序稍密，有10～20朵

花；总花梗与叶近等长或较长，至果期显著伸长；苞片线状披针形，长2～5mm，

背面被白色柔毛；花梗长3～4mm，连同花序轴稍密被棕色或黑色柔毛；小苞片

2；花萼钟状，长5～7mm，外面被白色或黑色柔毛，有时萼筒近于无毛，仅萼

齿有毛，萼齿短，三角形至钻
形，长仅为萼筒的1/4～1/5；花冠
黄色或淡黄色，旗瓣倒卵形，长
12～20mm，顶端微凹，基部具短
瓣柄，翼瓣较旗瓣稍短，瓣片长
圆形，基部具短耳，瓣柄较瓣片

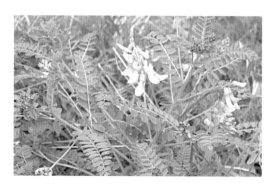

图2-2　野生膜荚黄芪

长约1.5倍，龙骨瓣与翼瓣近等长，瓣片半卵形，瓣柄较瓣片稍长；子房有柄，被细柔毛。荚果薄膜质，稍膨胀，半椭圆形，长20～30mm，宽8～12mm，顶端具刺尖，两面被白色或黑色细短柔毛，果颈超出萼外；种子3～8颗。花期6～8月，果期7～9月。

　　产自东北、华北及西北。生于林缘、灌丛或疏林下，亦见于山坡草地或草甸中，全国各地多有栽培，为常用中药材之一。俄罗斯亦有分布。

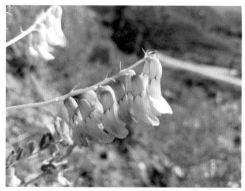

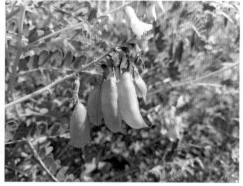

图2-3　黄芪花与果实

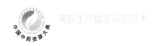
2. 蒙古黄芪（变种）

植株较原变种矮小，小叶亦较小，长5～10mm，宽3～5mm，荚果无毛。

产自自黑龙江、内蒙古（呼伦贝尔盟）、河北、山西。生于向阳草地及山坡上。根亦作黄芪入药。

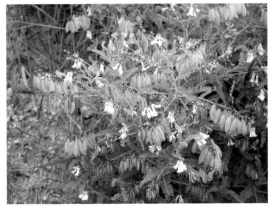

图2-4　蒙古黄芪

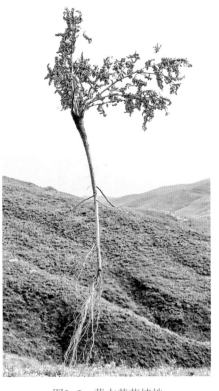

图2-5　蒙古黄芪植株

二、分类检索表

黄芪基原植物及其近缘植物分类检索表

1 翼瓣先端全缘，稀2裂或微凹（马衔山黄芪，紫花黄芪）；草本，茎发达，叶为奇数羽状复叶；托叶相互间分离；茎和叶被单毛；总状花序，花冠脱落，荚果瓣薄，膜质或纸质，常比花萼大。

2　荚果1室。

3　植株具明显的地上茎。花向上生，组成正常的总状花序。

4　龙骨瓣较旗瓣、具瓣长；荚果纸质，具细长的果颈（金翼组 Sect. Chrysopterus Y. C. Ho）······················· **金翼黄芪** *Astragalus chrysopterus* Bunge

4　龙骨瓣较旗瓣、翼瓣短或近等长；荚果膜质（膜荚组 Sect. Cenantrum Koch.）。

5　萼筒内面无毛或仅在萼齿内面被柔毛。

6　子房无毛。

7　小叶29～33片；花紫色 ················· **紫花黄芪** *Astragalus purdomii* Simps.

7　小叶5～13片；花黄色、淡黄色，稀淡紫色。

8　小灌木；花长8～11mm，花萼被白色短柔毛 ·················· ······················· **秦岭黄芪** *Astragalus henryi* Oliv.

8　多年生草本；花长15～20mm；花萼多少被黑色柔毛。

9　花长15～16mm，花梗长1～2mm ·················· ······················· **短花梗黄芪** *Astragalus hancockii* Bunge

9　花长19～20mm，花梗长2～5mm ·················· ······················· **阿克苏黄芪** *Astragalus aksuensis* Bunge

6　子房被柔毛。

10　托叶卵形、长圆状卵形或椭圆状卵形。

11　雄蕊的花丝成二体。

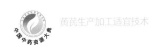

12 小叶背面被白色长柔毛……………………… 广布黄芪 *Astragalus frigidus* (L.) A. Gray

12 小叶两面无毛。

13 花长约15mm；花梗及萼齿内面被黑色毛 …………………………………………

…………………………………… 梭果黄芪 *Astragalus ernestii* Comb.

13 花长约11mm；花梗、萼齿内面被白色柔毛 …………………………………

………………………………… 小金黄芪 *Astragalus xiaojinensis* Y. C. Ho

11 雄蕊花丝全部合生成单体呈鞘状。

14 旗瓣长16~17mm；萼齿三角状卵形；苞片匙状倒卵形 …………………………

………………………… 单蕊黄芪 *Astragalus neomonadelphus* Tsai et Yu

14 旗瓣长12~13mm；萼齿披针形；苞片线形、狭椭圆形至椭圆形 …………………

………………………… 单蕊黄芪 *Astragalus monadelphus* Bunge ex Maxim.

10 托叶披针形或线状披针形。

15 萼筒外面无毛。

16 小叶13~21片……………………… 沙基黄芪 *Astragalus josephi* Pet.–Stib.

16 小叶7~11片。

17 茎伸长；总花梗与叶近等长或较叶稍长 …………………………………………

………………………… 光萼筒黄芪 *Astragalus levitubus* Tsai et Yu

17 茎多少短缩；总花梗比叶长2~3倍 …………………………………………

………………………… 祁连山黄芪 *Astragalus chilienshanensis* Y. C. Ho

15　萼筒外面被柔毛。

18　雄蕊花丝全部合生单体；花序有花5～9朵 ……………………………………………

…………………………………… 樟木黄芪 *Astragalus changmuicus* **C. C. Ni et P. C. Li**

18　雄蕊花丝二体；花序有10～40（至多数）朵花。

19　小叶7～17片。

20　小叶倒卵形，长约22mm ………… 灌县黄芪 *Astragalus simpsonii* **Pet.–Stib.**

20　小叶长圆形或卵状披针形，长18～50mm。

21　萼齿与萼筒近等长 ………… 长萼裂黄芪 *Astragalus longilobus* **Pet.–Stib.**

21　萼齿较萼筒短1/2以上。

22　旗瓣长18～20mm ……………… 天山黄芪 *Astragalus lepsensis* **Bunge**

22　旗瓣长10～13mm。

23　花黄色 ………………… 黄花黄芪 *Astragalus luteolus* **Tsai et Yu**

23　花青紫色或黑紫色。

24　花青紫色，多数组成稍疏松的总状花序 ……………………………

………………………… 木里黄芪 *Astragalus muliensis* **Hand.–Mazz.**

24　花黑紫色，10数朵组成稍密集的总状花序 ……………………………

………………………… 黑紫花黄芪 *Astragalus przewalskii* **Bunge**

19　小叶13～41片。（25）

25　萼齿长仅为萼筒长的1/4～1/5，花黄色或淡紫色（紫花变种）

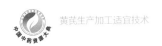

·························· 黄芪 *Astragalus membranaceus* (Fisch.) Bunge

25 萼齿较萼筒略短成近等长；花白色、淡黄色或淡紫色。

　26 花白色或淡黄色·············· 多花黄芪 *Astragalus floridus* Benth. ex Bunge

　26 花淡紫色 ·························· 窄翼黄芪 *Astragalus degensis* Ulbr.

5 萼筒内面被柔毛。

　27 花紫红色 ·························· 边向花黄芪 *Astragalus moellendorffii* Bunge

　27 花黄色，稀紫红色和黄绿色 ·············· 东俄洛黄芪 *Astragalus tongolensis* Ulbr.

3 植株地上茎短缩或不明显；花常下垂，组成一边向的总状花序（肾形子组 Sect. Skythropos Simps.）。

　28 小叶3～9片 ·························· 无毛叶黄芪 *Astragalus smithianus* Pet.-Stib.

　28 小叶11片以上。

　　29 花红色至紫红色。（30）

　　　30 小叶上面无毛或疏被柔毛；龙骨瓣较翼瓣稍长或近等长 ·····························

　　　·························· 肾形子黄芪 *Astragalus skythropos* Bunge

　　　30 小叶两面均密被苍白色长柔毛；龙骨瓣较翼瓣短或近等长 ·····························

　　　·················· 甘肃黄芪 *Astragalus licentianus* Hand.-Mazz.

　　29 花黄色。

　　　31 龙骨瓣较旗瓣、翼瓣长。

　　　　32 花10～20朵组成稍密的总状花序；翼瓣具长仅1.5mm的短耳 ·················

·····················西北黄芪 *Astragalus fenzelianus* Pet.–Stib.

32 花4～6朵组成稍疏的总状花序；翼瓣的耳长达4mm·····················

·····················**大通黄芪 *Astragalus datunensis* Y. C. Ho**

31 龙骨瓣较旗瓣、翼瓣短或近等长。

33 小叶上面无毛，下面被白色长柔毛·····················

·····················**南黄芪 *Astragalus yunnanensis* Franch.**

33 叶两面密被白色伏贴柔毛 ·····················

·····················康定黄芪 *Astragalus tatsienensis* Bureau et Franch.

2 荚果假2室或近假2室。

34 花黄色或白色；总花梗较叶短或不明显（岩生组 Sect.Lithophirus Bunge）

35 茎短缩，通常埋于表土以下·····················草原黄芪 *Astragalus dalaiensis* Kitag.

35 茎直立，高15～70cm。

36 小叶15～23片；总花梗纤细，长5～10mm·····················

·····················细梗黄芪 *Astragalus munroi* Benth. ex Bunge

36 小叶21～37片；总花梗稍粗壮，长20～50mm ·····················

·····················岩生黄芪 *Astragalus lithophilus* Kar. et Kir.

34 花青紫色、紫色、紫红色、蓝色或黄色、淡黄色。总花梗常较叶长。

37 花稍大型，长8～20mm，少数组成疏总状花序。

38 托叶小型，长3～10mm（疏花组 Sect. Oroberra Gontsch.）。

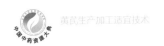

39 子房有毛。

40 茎铺散状，高5～12cm。

41 小叶近圆形至近肾形，长宽近相等········· 厚叶黄芪 *Astragalus crassifolius* Ulbr.

41 小叶卵形至长圆状披针形，长为宽的2～3倍··

····························· 宽爪黄芪 *Astragalus latiunguiculatus* Y. C. Ho

40 茎直立，高15cm以上；小叶长圆形、卵形、长圆状卵形至披针形。

42 花长8～10mm，旗瓣先端微凹····································

····························· 蓝花黄芪 *Astragalus caeruleopetalinus* Y. C. Ho

42 花长10～14mm，旗瓣先端深凹。

43 苞片长4～10mm·········· 川青黄芪 *Astragalus peterae* Tsai et Yü

43 苞片长3～4mm ········· 类短肋黄芪 *Astragalus pseudobrachytropis* Gontsch.

39 子房无毛或近于无毛。

44 花10～20朵组成头状的总状花序··

····························· 格尔木黄芪 *Astragalus golmuensis* Y. C. Ho

44 花7～10朵组成疏总状花序。

45 花紫红色·············太白山黄芪 *Astragalus taipaishanensis* Y. C. Ho et S. B. Ho

45 花黄白色············· 色达黄芪 *Astragalus sedaensis* Y. C. Ho

38 托叶大型，长12～70mm（大托叶组 Sect. Diprotheca Hochst.）。

46 小叶25～35片；花蓝紫色 ·········· 大托叶黄芪 *Astragalus stipulatus* D. Don ex Sims

46 小叶15～25片；花黄色。

    47 果颈明显较萼长 ················· 天全黄芪 *Astragalus moupinensis* Franch.

    47 果颈与花萼近等长 ········· 烈香黄芪 *Astragalus graveolens* Buch.-Ham. ex Benth.

37 花小型，长不超过8mm，多数组成密头状、圆柱状或穗状的总状花序（短果柄组 Sect. Brachycarpus Boriss）。

    48 翼瓣先端2裂或微凹。

        49 花黄色 ················· 马衔山黄芪 *Astragalus mahoschanicus* Hand.–Mazz.

        49 花淡紫色 ················· 紫萼黄芪 *Astragalus porphyrocalyx* Y. C. Ho

    48 翼瓣先端钝圆。

        50 苞片长1～2mm；萼齿不等形，长约为萼筒的1/2 ··············
················· 异齿黄芪 *Astragalus heterodontus* Boriss.

        50 苞片长3～6mm；萼齿与萼筒近等长 ···············
················· 密花黄芪 *Astragalus densiflorus* Kar. et Kir.

1 翼瓣先端不等2裂或凹入；草本，茎发达，叶为奇数羽状复叶；托叶相互间分离；茎和叶被单毛；总状花序，花冠脱落，荚果瓣薄，膜质或纸质，常比花萼大。

    51 荚果1室（囊果组 Sect. Hemrphragmrum Koch.）···············
················· 斑果黄芪 *Astragalus beketovii* (Krassn.) B. Fedtsch.

    51 荚果假2室或近假2室，极稀1室（类变色黄芪、裂翼黄芪）。

52 花10—多数组成密集或稍稀疏的总状花序（裂翼组 Sect. Hemrphaca Bunge）。

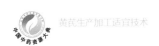
53 荚果先端具尖头，子房1室或近假2室。

　54 花多数组成疏总状花序。

　　55 子房1室；荚果卵形，长约3mm ………………………………………………………

　　　　………………………………… 类变色黄芪 *Astragalus pseudoversicolor* Y. C. Ho

　　55 子房近假2室；荚果半卵形或长圆状卵形，长7～9mm……………………………

　　　　………………………………… 大翼黄芪 *Astragalus macropterus* DC.

　54 花多数组成紧密头状的总状花序。

　　56 花黄色…………………………… 头序黄芪 *Astragalus handelii* Tsai et Yu

　　56 花淡紫色…………………………… 裂翼黄芪 *Astragalus laceratus* Lipsky

53 荚果先端钝；子房假2室。

　　57 子房被白色短柔毛………… 会宁黄芪 *Astragalus huiningensis* Y. C. Ho

　　57 子房无毛。

　　　58 花10～15朵组成近头状的总状花序…………………………………………

　　　　………………………… 阿拉善黄芪 *Astragalus alaschanus* Bunge et Maxim.

　　　58 花多数组成疏松的总状花序 … 悬垂黄芪 *Astragalus dependens* Bunge

52 花多数组成稀疏、细长的总状花序（假草木樨组 Sect. Merirotopsia Gontsch.）。

　　59 荚果长4～6mm ……… 草珠黄芪 *Astragalus capillipes* Fisch. ex Bunge

　　59 荚果长2.5～3.5mm。

60 小叶7～15片，无毛或近无毛 ……………………… 小米黄芪 *Astragalus satoi* Kitag.

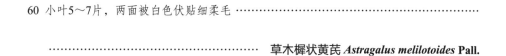

60 小叶5～7片，两面被白色伏贴细柔毛 ……………………………………………………

…………………………………………… 草木樨状黄芪 *Astragalus melilotoides* **Pall.**

第二节 黄芪的地理分布及生长环境

一、黄芪的地理分布

全世界黄芪属约2000多种，分布于北半球、南美洲及非洲，稀见于北美洲和大洋洲。我国有278种、2亚种和35变种2变型，南北各省区均产，但主要分布于中国西藏（喜马拉雅山区）、亚洲中部和东北等地。

本属全世界共分11亚属，我国有8亚属。其中簇毛亚属（Subgen. Pogonophace Bunge）主产于我国，其余亚属各种均分布在我国及邻近国家。紫云英、糙叶黄芪，背扁黄芪、斜茎黄芪和草木樨状黄芪分布略广，少数为狭域分布。

黄芪亚属有些种可供药用，有些种可作绿肥和牲畜饲料。我国产10组，61种，1亚种，13变种。主要分布于东北、西北和西南各省区。黄芪产于中国华北、东北、内蒙古和西北，主产于甘肃、山西、黑龙江、辽宁、河北等省区，我国四川省以及俄罗斯、朝鲜和蒙古也有分布。

1. 野生黄芪的分布

野生膜荚黄芪主要分布于黑龙江、吉林、辽宁、河北、山西、内蒙古、陕西、

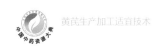

甘肃、宁夏、青海、山东、四川和西藏等省区；野生蒙古黄芪分布于黑龙江、吉林、内蒙古、河北、山西和西藏等省区。

2. 黄芪种植的分布

黄芪种植品种以蒙古黄芪为主，主要产于山西浑源、应县、繁峙、代县；甘肃陇西、渭源、岷县、临洮，内蒙古固阳、武川、达茂、土右、前旗等地。近年来，山东、宁夏、河北、辽宁、吉林、黑龙江、陕西、新疆等省区兼有种植。

二、黄芪的生长环境

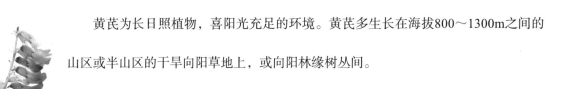

黄芪为长日照植物，喜阳光充足的环境。黄芪多生长在海拔800～1300m之间的山区或半山区的干旱向阳草地上，或向阳林缘树丛间。

三、恒山黄芪生长的气象条件

1. 光资源对黄芪生长发育的影响

大同盆地是山西省最寒冷的生态类区，而恒山又处于大同盆地的中部，又显然比其他地方海拔要高，虽然积温不足，但光资源丰富，除西藏、甘肃、新疆等地外，恒山的光能资源是全国的高值区之一。4月～9月辐射量占全年总辐射的64%，3月～6月日照尤其充足，5月～6月总辐射量达最高值，月辐射总量为63～71J/cm²。太阳光能是绿色植物进行光合作用的能源，农业生产的实质就是通过绿色加工厂做固定太阳能的工作，被固定的太阳能越多，光合生产率越高。恒山黄芪大多数都生长在坡区，坡区坡度一般在30°～60°，这种坡度创造了最佳的有效用光群体结构，变平面用光为立体用光，正是这种植物的生存环境和生长盛期与当地的光热高峰期趋于一致，才使黄芪品质极好。

2. 气温条件

气温分布及变化特征是地理纬度，太阳辐射和地形等特点综合影响的结果。恒山地处黄土高原，地势较高，气温比同纬度的其他地方偏低，年平均气温在3～7℃，属于凉爽气候类型。冬季（12月～2月）恒山山脉在强盛的干冷大陆性气团控制之下。气温较低，最冷月（1月）日平均气温界于－22.6℃～5.8℃之间。由于在越冬期间，如此之大的热量差异，加上光照、水分条件的不同，构成了适合黄芪这种蓄根作物孕育生长、储存养分的复杂生态；春季（3月～5月）是过渡性季节，随着太阳高度逐渐升高，气温回升快，4月日平均气温界于5.8～15.2℃之间，这也是黄

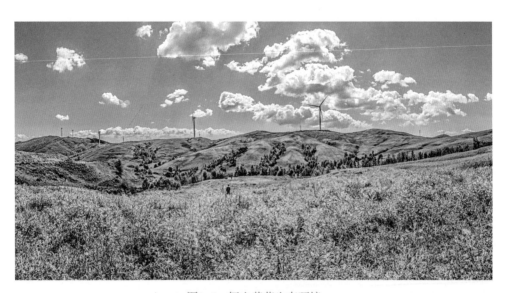

图2-6　恒山黄芪生态环境

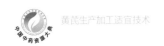

芪这种耐寒作物恢复生机的极好时机；夏季（6月～8月）主要受变性的暖湿海洋气团影响，整个夏季气温都比较高，但恒山海拔高，最热月（7月）日平均气温界于15.4～24.3℃之间，月际变化也趋于稳定，对黄芪这种喜凉作物极为有利，同时也是促进黄芪条长而顺，分支少的重要因素；秋季（9月～11月）最高气温下降幅度不大，最低气温下降明显，温度日较差很大，有利于黄芪糖分、淀粉、叶酸、各种氨基酸等物质的累积。

不同地区，由于温度日变化特点不一样，作物的产量和质量有很大的差别，恒山地区海拔在1000～2000m之间，大陆性气候特征明显，气温日较差大。白天气温高，日照充足，作物根系吸收能力强，有利于光合作用和干物质的形成；夜间地面有效辐射大，气温低，植物呼吸作用减弱，可减少植物营养物质消耗，从而有利于干物质和糖分的积累。恒山各地平均气温日较差一般介于9～16℃之间，越往北日较差越大。此外，春季升温迅速，3月～5月平均气温逐月上升6～8℃；秋季降温急剧，9月～11月逐月降温5～7℃。各级界限温度（0℃，5℃，10℃，15℃）稳定通过日期比较集中，一旦气温达到适宜黄芪生长发育的指标，就能比较稳定的供给黄芪生长所需要的热量，从而也相对提高了积温的有效性和利用率。

恒山地区日平均气温稳定在0℃以上这一期间的总积温介于2500～3000℃之间，日平均气温>10℃期间的总积温介于2100～2600℃之间，无霜期介于110～130天之间，这种积温条件一般能够满足植物正常生长发育需要。更加有利的条件是雨热同季，日平均气温稳定在0℃以上的天数作为黄芪最大可能的生长期，在此期间的降雨量可达全年总降雨量的95%左右，其中6月～8月这3个月的降雨量约占全年降雨量的60%，这种雨热同季的气候特点，极为有利于提高黄芪作物对水热资源的利用效果。

3. 降水

恒山山脉主要受季风环流及地形起伏所控制，大部分地区年降水量介于400～650mm之间。入春后，气温迅速回升，暖湿气流逐渐加强，降水逐渐增多，对于黄芪的返青后生长很是有利。进入夏季，气温和雨季同时出现，日平均气温稳定通过10℃期间的降水量占年降水量的80%～90%。这个季节气温高，黄芪生长旺盛，需水量多，田间耗水量大，而同期降水也多，特别是气温最高的7月、8月份，正是雨季高峰期，极好地提高了水、热资源的利用效果，正是促进黄芪根长、根壮的原因所在。入秋后，暖湿气流势力减弱，极地干冷空气不断南下，气温急剧下降，降水量明显减少，此时黄芪基本停止生长，各种氨基酸、糖分、淀粉等各种营养成分都已孕育成熟。恒山黄芪的皮光、空心小、色泽黄亮、粉性大等诸多优点正是这种气候状况造成的。冬季气候干冷，平均降水量仅占全年的2%～3%，大部分农田休闲，各种越冬作物都处于休眠状态，需水量也很少，而恒山区域的丘陵、山区降水量大大多于川区，每次降水过程降水量相当于川区的2～5倍，常常是川区降雪只盖住地皮，山区却雪没半腿，正是冬季这种降水优势，使得黄芪这种深根作物尽情吸收，慢慢滋补，等到来年春天，长得郁郁葱葱、枝繁叶茂。

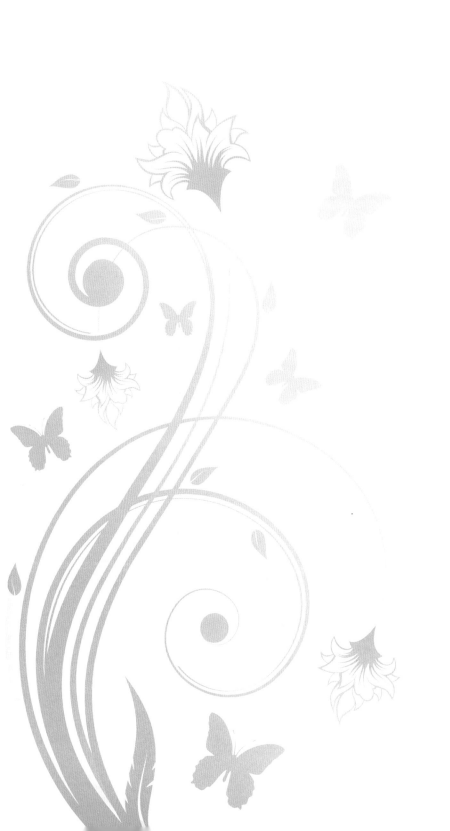

第**3**章

黄芪栽培技术

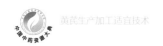

第一节　种子质量分级标准与检验方法

一、蒙古黄芪种子分级标准

（一）蒙古黄芪种子质量分级标准的确定

种子质量的7项指标中，发芽率较直接反映种子的田间出苗率，对种苗质量和成活率有很大的作用。千粒重反映种子的成熟度和饱满度，千粒重越大，其发芽率、出苗率、成苗率越高，出苗速度越快。净度和水分更多的反映人为影响情况，可通过清选和干燥等来提高质量。本试验对各指标测定结果通过K聚类研究，综合考虑各因素，将蒙古黄芪种子的分级指标确定为发芽率、净度、种子含水量。试验结果测得蒙古黄芪种子的发芽率在60%～95%，参照《农作物种子检验规程》，质量分级标准发芽率作适当调整；种子净度在80%左右，种子净度可以通过二次清理达到90%以上，降低空瘪种子和杂质的含量，种子净度标准可作上调处理；种子含水量在7%～9%均在安全贮藏水分范围内，将蒙古黄芪种子含水量标准确定在11%即可。

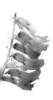

（二）蒙古黄芪种子分级标准

蒙古黄芪种子质量指标研究结果表明，种子净度、千粒重、发芽率、含水量、健康、生活力等指标都不同程度的影响蒙古黄芪种子的质量等级，考虑各因素在分级中的作用，参照《农作物种子检验规程》和《牧草种子检验规程》，确定蒙古黄芪种子净度、发芽率和水分作为种子质量分级指标，各级种子的各项指标分级标准参照如下：

表3-1　蒙古黄芪种子质量分级标准

级别	净度（%）	发芽率（%）	水分（%）
一级	≥95	≥90	≤11
二级	≥90	≥80	≤11
三级	≥85	≥60	≤11

二、蒙古黄芪种子检验规程

贾文秀在研究蒙古黄芪种子发芽、生活力、水分、健康、千粒重等的基础上，参照《农作物种子检验规程》《牧草种子检验规程》及其他参考资料，初步制定蒙古黄芪种子质量检验标准。

1. 范围

本标准规定了蒙古黄芪种子检验的扦样、净度分析、发芽测定、含水量测定、重量测定、生活力测定、种子健康等的测定方法，适用于蒙古黄芪种子质量的检验。

2. 术语和定义

本标准术语按GB/T 3543.1～GB/T 3543.7农作物种子检验规程和GB/T2930.1～GB/T 2930.9牧草种子检验规程执行。

3. 规范性引用文件

下列文件中的条款通过本标准引用成为本标准的条款。

GB/T3543.2—1995《农作物种子检验规程扦样》

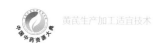

GBT/2930.1—2001《牧草种子检验规程扦样》

GB/T3543.1—1995《农作物种子检验规程发芽试验》

GBT/2930.4—2001《牧草种子检验规程发芽试验》

GBT/2930.2—2001《牧草种子检验规程净度分析》

GBT/2930.8—2001《牧草种子检验规程水分测定》

4. 扦样

按GB/T 3543.2《农作物种子检验规程扦样》执行，扦样数目按GB/T 2930.1《牧草种子检验规程扦样》进行。种子批的最大重量数量按GB/T 3543.2确定，送验样品和净度分析按GB/T 2930.1确定。每批种子不得超过表中所规定的重量，容许差距为5%；若超过规定重量时，须另行划批，并分别给以批号；若小于或等于规定重量的1%时，称作小批种子。

表3-2　蒙古黄芪种子送验样品重量

植物名	学名	种子批的最大重量	样品最小重量（g）	
		（kg）	送验样品	净度分析
蒙古黄芪	*Astragarus membranaceus*（Fisch.）Bge.var monghoricus（Bge.）Hsiao	10 000	200	20

5. 净度分析

净度分析参照GB/T 3543.3-1995《农作物种子检验规程净度》进行，数值修约应符合GB/T 8170的规定。

6. 含水量测定

采用高恒温烘干法测定，将样品种子破除硬实后高恒温法烘干3小时，具体方法参照GB/T2930.8-2001《牧草种子检验规程水分测定》执行。

7. 重量测定

采用百粒法，各重复100粒的重量，换算成1000粒种子的平均重量，测定方法按GBT/293 0.9-2001《牧草种子检验规程重量测定》执行。

8. 发芽试验

种子预处理，用TJM-2099型精米机打磨4mm，打磨后随机数取100粒，浸泡吸涨；纸上、15/25℃变温条件下测定发芽率；在15℃或15/25℃（高温8小时，低温16小时，高温时光照，低温时黑暗）光照培养箱内常规发芽，第5天初次计数，第12天为末次计数时间，发芽时间为12天。具体操作按GBT/293 0.4—2001《牧草种子检验规程发芽试验》执行。

正常幼苗的判定标准为：幼苗完整，子叶与胚根发育良好；轻微缺陷幼苗或者有3片子叶；子叶损伤或黄化小于1/2；初生根生长停滞，次生根正常生长；胚根轻度扭曲；子叶先长出，到发芽计数末期，初生根突破种皮；胚根稍变褐色。

不正常幼苗的判定标准为：白化苗；初生根严重扭曲；1粒种子萌发产生2个连在一起的幼苗；发芽后腐烂或呈玻璃状；子叶损伤大于1/2；幼根短粗或停滞生长；子叶与幼根断裂；子叶先突破种皮，到发芽末次计数时，幼根没有突破种皮。

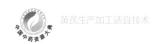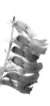

9. 生活力测定

生活力快速测定方法采用TTC法，种子预处理，精米机打磨3mm；种子在常温下自来水中浸泡12小时，剥皮；四唑染色液浓度为0.5%，染色温度为30℃，染色时间为3小时。

有活力种子判定标准：胚全部染色；胚根≤1/3不染色，子叶部分完全染色；子叶总面积≤1/3不染色，其余部分完全染色。

无活力种子判定标准：胚完全不染色；胚根全部不染色，子叶部分完全染色；胚根≥1/3小染色，子叶染色总面积≥1/3；胚根染色，子叶完全染色总面积≤1/3；胚染色较浅，或颜色异常，且组织腐软。

10. 健康测定

采用间接培养法测定带菌情况，"比重–剖粒法"测定带虫情况，具体方法按GB/T2930.6—2001《牧草种子检验规程健康测定》执行。

11. 真实性鉴定

采用种子外观形态鉴别种子的真实性（除膜荚黄芪种子），采用幼苗形态鉴别蒙古黄芪和膜荚黄芪。

种子鉴别特征为：肾形、宽肾形、球状肾形、长肾形；褐色、绿褐色、黄褐色、绿色、黑色；稀点状斑、密点状斑、片状斑、无斑。

幼苗鉴别特征为：叶片大小长5.0～11.0mm；宽3.0～6.0mm；叶片形状，倒卵形，偏斜或否；叶片颜色。背面：灰绿色；正面：灰蓝色、青绿色；植株被毛，稀被白色短柔毛。

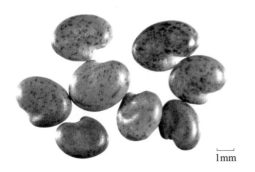

1mm

图3-1　蒙古黄芪种子照片

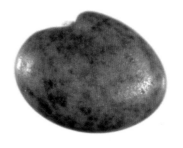

500μm

图3-2　蒙古黄芪种子侧面原图

三、蒙古黄芪种子生活力快速检验的方法

快速测定种子生活力的方法有多种，包括四氮唑染色法（TTC法）、嗅路香草酚蓝法（BTB法）、碘-碘化钾法、染料染色法（红墨水染色、靛红染色）、荧光法（纸上荧光法、直接观察荧光法）、IDX法（培养干燥X射线摄影法）、电导率法等方法。有报道采用纸上荧光法对白菜、萝卜等十字花科植物种子生活力的测定效果较好，放过种子的滤纸上有明显的可鉴别的现象，直接观察荧光，主要适用于禾谷类、松柏类及部分蔷薇科果树种子，但种间的差异较大。碘-碘化钾法测定云杉属、落叶松属和松属的种子活力应用较广。而染料染色法适用的范围较广，禾谷类、豆类、麻类、瓜类、棉花、果树、乔灌木的种子等都可以使用。TTC法测定农作物种子、林木类种子、蔬菜种子等都可以很好的反映其真实活力。

本试验采用了TTC法、BTB法、纸上荧光法和红墨水染色法4种方法，结果显示，

29

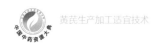

蒙古黄芪种子采用BTB法测定时，蓝紫色的培养基上，在种子周围有淡淡的晕圈产生，但是不是明显的黄色晕圈，测定种子活力低于发芽率。纸上荧光法测定结果与理论相符合，测定活力也最高，但是也存在鉴定困难的问题，该方法通过进一步试验验证，可能是一种有效的测定方法。红墨水染色法测定结果显著小于实际发芽率，也小于显著TTC法测定结果。TTC法测定结果显著高于实际发芽率，与活力和发芽率的关系相符合，在种子检验时推荐TTC法为蒙古黄芪种子生活力测定方法。TTC法测定蒙古黄芪种子活力的判定标准，是参照《国际种子检验规程》和《牧草种子检验规程》中豆科种子的染色情况，并结合本试验的染色结果判定。在种子质量检验中，蒙古黄芪种子快速测定活力的适宜方法为四唑染色法（TTC法），染色液浓度为1%，染色温度为30℃，染色时间为3小时。

第二节　黄芪的栽培方式

一、山西产区

（一）山西北部产区

山西北部产区以恒山浑源为核心，仍保留着蒙古黄芪仿野生栽培的传统种植方式，始于20世纪60年代，种子直播，春季选择合适的芪坡按行距45cm，沟深3cm开沟，然后将处理后的黄芪籽均匀撒入沟内并用砂土覆盖，黄芪播种后一般5～6年后采收。仿野生栽培方式多种植在山区坡地，生长周期长，品质优。

（二）山西中南部产区

山西中南部产区一般采用育苗移栽法，于20世纪90年代在各地推广。黄芪第1年春天育苗，次年春天移栽，至秋天采收，生长年限为2年。速生2年黄芪多种植在平川地上。这种栽培方式周期短，但黄芪主根较短，且分枝多，与仿野生栽培外观性状相差较大，现今已经较少采用。

二、内蒙古产区

内蒙古固阳等地蒙古黄芪栽培经历了种子直播3～5年到育苗移栽2～3年的过程。20世纪70年代固阳、武川等地开始引种栽培蒙古黄芪，黄芪栽培方式为种子直播3～5年，由于栽培年限长，黄芪主根较深，采挖困难，且黄芪生长周期长，不适应市场需求。固阳等地在20世纪90年代开始大规模推广育苗移栽二年速生蒙古黄芪，现在内蒙古固阳等地蒙古黄芪栽培方式均为育苗移栽2～3年。育苗移栽法为倾斜式移栽，2～3年黄芪采收时主根离地10～15cm，便于机械化采收。现在固阳等地的蒙古黄芪多在第一年春天育苗，秋天将黄芪苗起出堆于房中并用麦草覆盖以利其过冬，次年春天移栽至整好的田中，但也有次年春天起苗后直接移栽至整好的田中。

三、甘肃产区

陇西等地蒙古黄芪栽培方式与固阳等地相同，均为育苗移栽。黄芪春季播种，播种方式多为密集条播，至秋天起苗在室内覆土保存或次年春天起苗移栽。

第三节　黄芪的种植方法

一、选地

 黄芪为深根药材，土壤养分消耗大，宜选择地势向阳，土层深厚、土质疏松、腐殖质多、能排能灌的中性和微碱性壤土或砂质壤土，通透性较好，有利于黄芪根系下扎，保证了优质鞭杆的形成，低洼、黏土、重盐碱地均不宜栽种。

二、耕作与整地

用中小型挖掘机，从芪坡上部开始，将土壤翻挖80～100cm深，将挖出的大石块、灌木根堆放在一起，边退边挖。并将土块打碎，地面整理平整，无坑洼。如需要施基肥时，亩施25kg过磷酸钙或三元复合肥作基肥，将基肥均匀撒于地面，然后翻入土壤混匀。挖出的碎石块、杂草根清理出地块外，等待播种。坡度较大的地块，每隔50m左右，不要翻挖，沿等高线保留3米左右原植物带，防止下大雨时引起水土流失。

三、播种

（一）繁殖方法

生产上一般采用种子直播和育苗移栽的方法。直播的黄芪根条长，质量好，但采挖时费时费工；育苗移栽的黄芪保苗率高，产量高，但分叉较多，外观质量差。

（二）直播

1. 播种期

黄芪春、夏、后秋三季均可播种，春季于4月上旬清明节前后播种，夏季于6～7月雨季播种，最迟不超过7月20日。也可以于后秋地冻前大约10月下旬播种。

2. 种子机械处理

（1）种子精选　将上年采收的、种皮黄褐色或棕黑色、发芽率70%以上的优良黄芪种子放在苫布上晾晒1天，用风机精选，除去不饱满、虫蛀的种子。

（2）种子处理　将待播种子在碾米机里粗过一遍，划破种皮，然后用"高巧"进行药剂拌种，晾干后待播。

3. 机械播种及播种量

用改造后的山地谷黍播种机沿等高线播种，开沟、播种、履土、碾压一次完成。行距50cm，每亩播种量为1kg。

（三）育苗移栽

按行距15～20cm条播，每亩用种量5～6kg。育苗一年后，于早春土壤解冻后，

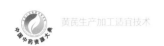

边起边栽，按行距30～35cm开沟，沟深10～15cm，选择根条直、健康无病、无损伤的根条，按15cm左右的株距顺放于沟内，覆土3cm左右，压实后浇透水。

四、田间管理

（一）间苗与定苗

播种齐苗后（播种后20天左右）应及时进行查苗补苗，对于缺苗断垄的地块进行补种。补种时在缺苗处开浅沟，将种子撒于沟内，覆少量湿土盖住种子即可。补种时间不得晚于7月中旬。

（二）中耕与除草

播种当年不除草，以后每年黄芪返青后封垄前进行第一次中耕锄草，7月上旬进行根据杂草生长情况拔草。

（三）摘蕾与打顶

生产田7月上旬摘除花序或打顶10cm。留种田摘除植株上部小花序。摘除花序有利于集中营养供给根部或留下的种子。

（四）施肥

黄芪喜肥，在生长第一、二年生长旺盛，根部生长也较快，每年可结合中耕除草施肥2～3次。第一次每亩沟施无害化处理后的人畜粪尿1000kg，或硫酸铵20kg。第二次以磷钾肥为主，用腐熟的堆肥1500kg与过磷酸钙50kg、硫酸铵10kg混匀后施入。第三次于秋季地上部分枯萎后，每亩施入腐熟的厩肥2500kg，过磷酸钙50kg，饼肥150kg混合拌匀后，于行间开沟施入，施后培土。

（五）越冬管理

进入冬季，黄芪枝叶枯萎，要及时清除残枝枯叶，除去田间地埂杂草，集中堆沤，消除病虫害的越冬场所，以减少病虫害的越冬基数。另外，加强冬季看护，禁牧，禁止人畜践踏，禁止放火烧坡。

第四节　黄芪常见病虫害防治

一、恒山黄芪主要病虫害

（一）主要病害

调查中发现，恒山黄芪地上部分病害主要是白粉病，地下部分病害主要是根腐病，这两种病害发生普遍，危害严重，其他病害在调查中未曾发现，需要进一步调查。

1. 黄芪白粉病

主要为害叶片，也可侵染叶柄、茎和荚果。叶片发病，最初产生近圆形白色粉斑，后迅速扩大成片，上面布满白色粉末状霉层，为病菌产生的菌丝体。严重时叶背及整株被白粉覆盖。后期白粉变白色，霉层中产生小颗粒，即病菌的闭囊壳。白粉病在黄芪产区普遍发生，造成叶片枯黄、变褐早落。该病由白粉菌属真菌所致，以闭

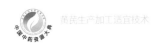

囊壳随病株残体在田间地表越冬，翌年5～6月，在适宜的温湿度条件下，闭囊壳吸水后释放出大量子囊孢子，引起初侵染发病。菌丝可在黄芪芽上越冬，来年也可侵染发病。病斑上新产生的分生孢子经气候引发多次再侵染。天气干旱植株的抗病性降低，易发病；植株群体过大，遮光严重时也易发病，气候温暖且有一定的湿度时易造成大流行。该病在恒山地区每年6月上旬开始发病，8～9月发病率可达90%以上。

防治策略：彻底清除病残体，加强栽培管理，合理密植，注意株间通风透光，增强植株抗病性。选用新茬地种植，避免连作及在低洼潮湿地块种植。加强田间调查，发现发病中心及时组织防治。

2. 黄芪根腐病

该病危害黄芪根部，被害黄芪枝叶发黄，植株萎蔫枯死；主根顶端或侧根首先发病，然后再逐渐向上蔓延。受害根部表面粗糙，呈水渍状腐烂，其肉质部红褐色；严重时，整个根系发黑腐烂，极易从土中拔起；土壤湿度大时，在根部产生一层白毛。该病由镰刀菌属真菌所致。带菌的土壤和种苗是根腐病的主要初侵染来源。该病在恒山地区每年5月上中旬开始发病，7月以后发生严重，常导致植株成片枯死。该病呈点、片状发生，地势低洼、排水不良的地块发病严重，植株长势弱的地块发病较重。该病发展蔓延速度快，开始发病后，迅速向四周蔓延，几天内就出现枯死现象。

防治策略：整地时进行土壤消毒，播种前进行种子处理，特别是对低洼潮湿地块要重点处理，防止病菌扩散，加强田间排水，必要时辅以药剂防治。

（二）主要虫害

通过调查，为害恒山黄芪的主要害虫有5目10科27种，其中为害严重、造成较大损失的有5大类害虫，即，芫菁类、蝽类、食心虫类、蚜虫类和蒙古灰象甲。其他害虫亦有发生，但为害较轻。

1. 芫菁

为害恒山黄芪的鞘翅目芫菁科害虫主要有3种。即中华豆芫（*Epicauta chinensis* raporte）、虎斑芫菁（*Myrabrie pharerata* Parras.）和绿芫菁（*Rytta caraganae* Parras.），以上3种芫菁在恒山黄芪产区普遍发生，发生期及为害情况亦大致相同。芫菁在恒山地区每年发生1代，以第5龄幼虫（假蛹）在土下越冬，次年继续发育至6龄，5月上中旬开始化蛹，5月中下旬出现羽化成虫，6月上旬至7月下旬为害，6月中旬至7月上旬为严重为害期。第2代成虫于8月下旬至9月上旬出现，但数量逐渐减少。芫菁为害虫态为成虫，成虫白天活动，有群集为害的习性，活泼善爬，喜食嫩叶、花芽，也能取食老叶和嫩茎。叶被害后，往往仅留叶脉，严重时全株叶片被吃光，影响开花结实。该类害虫常点片发生，局部地区暴发成灾。

防治策略：以农业防治为主，冬季耕翻土地，消灭越冬幼虫；因有群集为害习性，可于清晨人工网捕。

2. 蝽

为害恒山黄芪的半翅目蝽类害虫主要有斑须蝽（*Dorycoris baccarium* rinnaeus）、绿蝽（*Nezara viridura* rinnaeus）、菜蝽（*Eurydema gebreri* Korenat）和赤条蝽

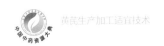

（*Graphosoma rubrorineata* Westwood）。其中，斑须蝽为害较重，绿蝽为害次之，菜蝽和赤条蝽为害较轻。为害严重的斑须蝽在恒山每年发生23代，虫期发生不整齐，5～9月均可见成虫。一般以成虫于草丛、石洞及石缝等处越冬，次年寄主发芽后越冬成虫开始活动为害。为害虫态为成虫、若虫，为害方式主要是刺吸新芽、嫩枝、叶及果实的汁液，削弱黄芪长势，影响产量及果实的质量。恒山黄芪产区一般5月中旬始见成虫，6月份进入为害盛期，到8月份形成第二个为害高峰。该虫喜食幼嫩组织，趋光，喜欢在黄芪植株上部的嫩叶及花芽上取食交尾，中午光照充足温度较高时活动旺盛。该虫食性杂，在其他植物上也转移为害。

防治策略：注意冬季清除杂草、落叶，早春集中清除田边及四周杂草、枯叶，可消灭部分成虫。因该虫寄主种类多，并有转移习性，当前防治应以药剂防治为主，并要注意各种寄主上的防治。

3. 食心虫类

为害恒山黄芪的食心虫主要有鳞翅目夜蛾科的棉铃虫（*Heriothis armrgera* Hubner）。该类害虫主要为害黄芪的种荚，为害率一般为10%～30%，严重者可达50%以上，对黄芪种子的产量影响极大。棉铃虫在恒山地区发生代数不详，成虫一般多在夜间活动，白天潜伏，栖息于叶背面或荫蔽的场所。6月下旬为成虫活动高峰，初龄幼虫取食嫩叶，稍大后为害花、果荚，多从基部钻入，蛀食花蕾、果实，为害严重的可将黄芪荚内的种子全部吃光，后咬破种荚钻出转移为害，以何种虫态越冬仍需继续研究。

防治策略：应以黑光灯诱杀成虫和保护天敌，实行以虫治虫为主。

4. 蚜虫

为害恒山黄芪的蚜虫种类主要为苜蓿蚜（Aphis craccivora），该虫每年发生多代，主要以无翅胎生雌成蚜、若蚜或卵越冬，次年春季气温回升开始活动孵化。5月下旬进入黄芪田为害，6月进入为害盛期，该虫为害多群集于嫩芽、嫩叶上吸食汁液，使芽梢枯萎，嫩叶萎缩，影响植株生长，授粉和结果，此时如不抓紧防治会造成卷叶，停止生长，严重减产。春末夏初，气候温暖、雨量适中或偏旱时有利于该虫发生，7~8月，高温高湿天气，暴风雨常造成蚜虫大量死亡，种群密度下降。值得注意的是天敌昆虫，如瓢虫、草岭和食蚜蝇在恒山黄芪产区对蚜虫种群数量的影响较大，在生物防治上有重大意义。

5. 蒙古灰象甲

该虫在恒山黄芪产区一年发生1代，以成虫和幼虫在土中越冬，次年5月越冬成虫开始出土活动，取食为害。成虫白天活动，以上午10:00前后和下午16:00前后活动最盛，受惊扰假死落地，夜晚和阴雨天很少活动，多潜伏在枝叶间和作物根际土缝中。该虫主要取食黄芪的幼苗和嫩叶，影响黄芪的生长发育，为害严重时，可将整株幼苗及嫩叶吃光，5~6月是为害盛行期。经过一段时间取食后开始交尾产卵，一般5月开始产卵，多成块产于表土中，卵期40余天，8月以后成虫绝迹。

防治策略：抓住苗期，结合地下害虫的防治进行药剂土壤处理。成虫、幼虫大发生时及时喷药防治。

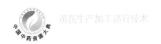

6. 其他害虫

除了上述5类主要害虫外，为害恒山黄芪的害虫还有鞘翅目金龟甲科的5种金龟子，其中以黑绒金龟子为害较重，成虫取食幼苗、嫩叶，幼虫为害根部；铜绿金龟子和另外3种暂未定名的金龟子均为害较轻；直翅目蝗科的7种土蝗也可形成为害，但较轻，可能与当地环境条件有关，也可能由于其天敌昆虫、芫菁幼虫等的大量存在抑制了其种群数量的增长。

（三）结论

通过调查发现，恒山黄芪的主要病害有2种，害虫有5目10科27种。在调查中同时也发现，恒山黄芪产区的害虫天敌资源丰富，因此，在制定综合防治对策时应以农业防治、生物防治、物理机械防治技术为主，以化学防治为辅。由于中药材生产的特殊性，进行化学防治要做到科学使用农药。首先，要根据病虫害发生情况合理用药，能不用农药的尽量不用农药，能兼治尽可能兼治，能用生物农药尽量使用生物农药，以达到减少污染或无污染的目的，保证药材的高质量；其次，用药必须选用高效、低毒、低残留的药剂，同时应尽量减少用药次数，仅在防治的关键时期用药；第三，使用化学药剂时应尽可能避免对天敌的杀伤，或选择对天敌较安全的农药，施药时应注意对天敌的保护。

二、甘肃黄芪的病虫害防治

常见病害为黄芪白粉病、黄芪霜霉病、黄芪斑枯病和黄芪根腐病，防治以采用农业、生物、物理等综合措施为主，尽量减少化学药剂的使用，防止污染和农药残留。

（一）黄芪白粉病防治措施

1. 农业防治

初冬，彻底清除田间病残体，减少初侵染源；施足底肥，氮、磷、钾比例适当，不可偏施氮肥，以免植株徒长；合理密植，以利通风透光。

2. 药剂防治

发病初期喷施62.25%晴菌唑或代森锰锌（仙生）可湿性粉剂1000倍液或20%三唑酮乳油2000倍液或12.5%速保利（烯唑醇）可湿性粉剂2000倍液或50%多菌灵磺酸盐可湿性粉剂800倍液或40%氟硅唑（福星）乳油4000倍液。

（二）黄芪霜霉病防治措施

1. 农业防治

初冬，彻底清除田间病残体，减少初侵染源；合理密植，以利通风透光；增施磷、钾肥，提高寄主抵抗力。

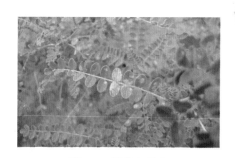

图3-3　黄芪白粉病

2. 药剂防治

发病初期喷施72.2%普力克（丙酰胺霜霉威）水剂800倍液或53%金雷多米尔可湿性粉剂600～800倍液、或52.5%抑快净水分散颗粒剂1500倍液、或78%波–锰锌可湿性粉500倍

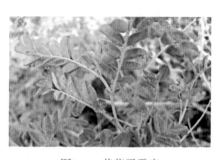

图3-4　黄芪霜霉病

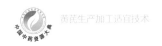

液。当霜霉病和白粉病混合发生时，喷施40%乙膦铝可湿粉剂200倍液+15%三唑酮可湿粉剂2000倍液。

（三）黄芪斑枯病防治措施

1. 农业防治

彻底清除田间病残体，减少初侵染源。

2. 药剂防治

发病初期喷施30%绿得保悬浮剂400倍液、或50%甲基硫菌灵·硫黄悬浮剂800倍液、或20%二氯异氰脲酸钠（菜菌清）可湿性粉剂400倍液、或60%琥铜·乙铝锌可湿性粉剂500倍液、或10%苯醚甲环唑（世高）水分散颗粒剂1500倍液。

（四）黄芪根腐病防治措施

1. 农业防治

彻底清除田间病残体，减少初侵染源；平整土地，防止低洼积水；实行3～5年以上轮作；合理密植，以利通风透光；采挖、栽植、中耕时尽量减少伤口；采挖时剔除病根、伤根；防治地下害虫，减少虫伤。

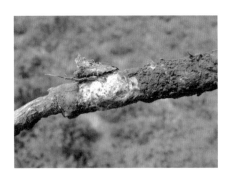

图3-5 黄芪根腐病

2. 土壤处理

用50%多菌灵可湿性粉剂按2千克/亩，加细土30kg拌匀撒于地面、耙入土中。栽植时栽植沟（穴）也用此药土处理。

3. 药剂防治

栽植前一天用3%恶霉·甲霜（广枯灵）水剂700倍、或50%多菌灵–磺酸盐（溶菌灵）可湿性粉剂500倍液、或20%清土（乙酸铜）可湿性粉剂900倍液蘸根10分钟，晾干后栽植，或用10%咯菌睛（适乐时）15ml，加水1～2kg，喷洒根部至淋湿为止，晾干后栽植。发病初期用50%多菌灵或70%甲基托布津可湿性粉剂1000倍液进行喷雾预防，每隔7天1次，连喷2～3次；根腐病发生后，用10%的石灰水或50%多菌灵可湿性粉剂1000倍液灌根防治。

（五）虫害防治

高海拔区虫害较少，蚜虫和黄芪种子小蜂可在盛花期及种子乳熟期各喷1次40%辛硫磷乳油1000倍液，以杀灭大量羽化的成虫；低海拔区虫害较多，可用40%辛硫磷乳油或者80%敌敌畏乳油30～40ml兑水30kg喷雾防治。

幼苗期黄芪虫害主要有蛴螬、地老虎和蚜虫等。可用浸苗（种苗处理部分）及撒毒饵的方法加以防治。先将饵料（麦麸、玉米碎粒）5kg炒香，而后用90%敌百虫30倍液0.15kg拌匀，适量加水，拌潮为度，撒在苗间，施用量为2～3千克/亩。蚜虫、跳甲等用10%吡虫啉可湿性粉剂2000倍液喷雾防治。有条件的可在田间安装杀虫灯诱杀成虫。

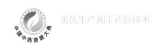

第五节　黄芪药材的采收与加工

一、黄芪药材的采收

（一）采收年限

黄芪的采收年限一般为2～3年，山西恒山地区黄芪5年以上采收。

目前我国商品黄芪依据种植方式和生长年限主要存在4种情况，其中，山西黄芪的种植方式和生长年限最接近传统野生资源，商品药材的性状几乎与野生黄芪没有区别，但占用土地年限长，因根深采刨困难提高了生长成本，故产量有限，价格最高；河北与山东黄芪一年生种植成本最低，但药材性状与传统黄芪相差甚远，且因柴性过大不易切片，价格较低，产量也在逐年减少，河北产量下降最快；甘肃黄芪育苗移栽为多，易采挖，药材外观性状与传统芪有一定差异，但饮片成片率较高，市场价格易于接受，故迅速发展成为产量最大的黄芪产区；内蒙古黄芪的生产成本介于山西与甘肃之间，产量与价格也在两者之间。

（二）采收季节

当霜降地上部分枯萎时，或春季土壤解冻以后至植株萌芽前采挖，并以秋季采收为佳，此时水分小，粉性足，质坚实。

（三）采收方法

黄芪传统为人工采挖，费工费时，现在种植黄芪多采用机械采挖，可提高效率，降低成本。

采收于秋季茎叶枯萎后进行，将根从土中深挖出来，避免挖断主根或碰伤根皮。

二、黄芪药材的加工

根挖出后，除去泥土，趁鲜将芦头上部（根茎）剪掉，大小一齐晾晒至皮部略干，表皮不易脱落时，扎成直径约15cm的小捆，用绳子活套两端，下垫木板，手拉绳头，用脚踏着来回搓动。搓后堆码发汗，严防发霉，促进糖化。2～3天后，晾晒搓第2遍，如此反复数次，直至全干。要求表皮保持完整，皮肉紧实，内部糖分积聚，条秆刚柔适度，最后砍去头、尾，剪尽毛根，分等扎把，即成商品药材。

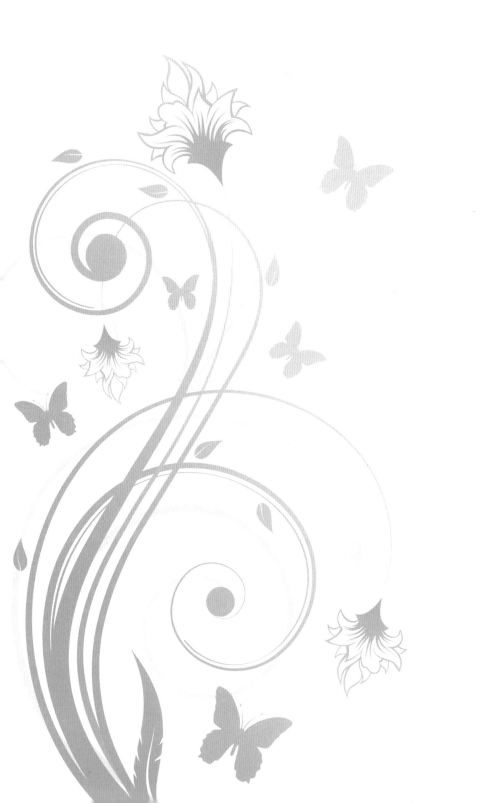

降低成本。

采收于秋季茎叶枯萎后进行，将根从土中深挖出来，避免挖断主根或碰伤根皮。

二、黄芪药材的加工

根挖出后，除去泥土，趁鲜将芦头上部（根茎）剪掉，大小一齐晾晒至皮部略干，表皮不易脱落时，扎成直径约15cm的小捆，用绳子活套两端，下垫木板，手拉绳头，用脚踏着来回搓动。搓后堆码发汗，严防发霉，促进糖化。2～3天后，晾晒搓第2遍，如此反复数次，直至全干。要求表皮保持完整，皮肉紧实，内部糖分积聚，条秆刚柔适度，最后砍去头、尾，剪尽毛根，分等扎把，即成商品药材。

第4章

黄芪特色
适宜技术

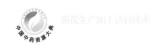

第一节　恒山黄芪仿野生栽培技术

一、恒山黄芪仿野生栽培特点

原生地种植，种子直播，不除小草、不施化肥、不打农药，全生态生长5～10年采挖，传统方法加工，以其生长年限长、粉性足、豆香浓、味甘甜而闻名于世，堪称"北芪"之精品，是中药材种植绿色发展的典范。

二、栽培地区的自然条件

恒山黄芪主产区位于恒山山脉中段的石质山地，海拔为1000～2000m，其山势险峻，坡陡而长。黄芪多生长在这一带海拔1300～1700m的山坡上。坡向以阴坡和半阳坡为主，坡度一般为25°～40°。

土壤多为花岗岩分化壤土，颗粒较粗，石砾多，好气性细菌活动强烈，有机物风化完全。土层厚度多在1m以上，疏松，通透性较好。

气候受蒙古高压控制强烈，春季干旱多风，夏季多雨，秋季短暂，冬季漫长，且寒冷干燥。年降水量为360～460mm。无霜期110～120天。主要植被以干旱草原自然植被针茅属为主，亦有胡枝子、百里香、砂棘、黄刺梅、山百合等。

三、种植方法

（一）选地

恒山黄芪均在山坡种植，宜选半阳坡、阴坡。半阳坡光照条件较好，因而生长快，产量高；阴坡虽生长缓慢，但药性强，品质较好。

黄芪主根垂直向下生长，产量和品质好坏与土壤关系极为密切，应选择肥沃、深厚、排水良好的砂质壤土为宜。

（二）整地施肥

为了搞好水土保持，提高产量，保证品质，播种前要深耕，一般在30～70cm。（因为黄芪是深根系作物，深耕松土有利于黄芪生长，近年来浑源、应县山区黄芪播种前多采用挖掘机深翻松土后播种，取得了良好的效果）。耕后随即耙耧保墒。每亩用农家肥5000kg做底肥，随耕地时翻入土内。

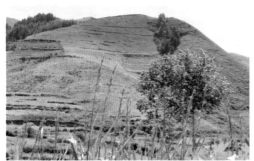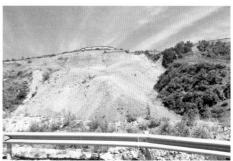

图4-1　山坡种植的黄芪

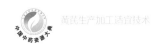

（三）种子处理

黄芪种子具硬实性，吸水力差，发芽困难，直接播种发芽率只有20%～30%。为提高出苗率，播前应对种子进行处理。生产上多采用机械方法擦伤种皮。

1. 碾米机快速磨法

将种子用碾米机快速磨一边，以种皮起毛刺为度。

2. 混砂碾磨法

将1.5kg黄芪种子与1kg砂混合，放在碾盘上铺2.5～3cm厚，碾压15～18遍，种皮由黑棕色变为灰棕色即可。

采用上述方法处理过的种子播种，出苗量比过去提高了1～2倍，出苗期提前了20～50天。既省了种子，又保证了出全苗。

（四）种子直播

1. 播种期

当地药农多在夏季，即6月下旬至7月上旬，选择雨水来临之前播种，播后正值雨季，墒情好，出苗快。秋播一般在寒露以后播，次年出苗，秋播比春播早出苗20天，芪苗的抗旱能力亦较强。

2. 播种方法

当地多采用条播法（兼有撒播）。播种机播种，行距35～40cm，播种深度一般为1～3cm，若超过3cm，则不易出苗，或出苗补齐。

3. 播种量

每亩用种2～2.5kg。

四、管理方法

（1）除大草　苗高4～5cm时，应及时除去比黄芪高的杂草，以后生长前2年视杂草滋生情况再及时除去高大杂草。

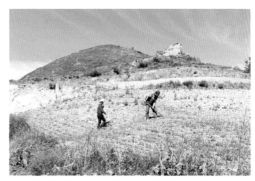

图4-2　黄芪除草作业

（2）由于山区通风透气，在整个黄芪生长期间病虫害较少，不使用农药，禁牧。

（3）种植5年以上可以采挖，生长期5～10年优等品率高。

第二节　陇西道地药材蒙古黄芪栽培技术

一、内容与适用范围

本研究按我国中药材GAP产品标准规定了甘肃蒙古黄芪生产基地有关规范化生产的综合技术要求。

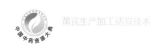

本研究提出的规范适用于甘肃省陇西县及其毗邻地区黄芪的生产区。

按研究提出的本规程实施，在正常年份可以生产优质黄芪干重4500kg/hm^2。

二、陇西县自然条件

陇西县位于甘肃省的东南部，定西地区中部，地理位置在北纬34°50′～35°23′，东经104°18′～104°54′，总土地面积2408km^2，其中耕地79853.33km^2，耕地中的绝大部分地区土层深厚，部分山区有灌溉条件，土壤、空气、水质无污染，特别适宜于发展无公害药材耕地资源和劳动力资源丰富，且药农有长期种植黄芪等中药材的经验。在全国中药材区划中，陇西县地处西北中温带、暖温带野生中药区，人工种植药材规模较大，种植历史悠久，拥有一批著名的道地中药材，在国内外的天然药物市场具有一定的影响。

（一）气候条件

陇西县属我国中纬度内陆黄土高原暖温带地区，全县海拔在1612～2778m，气候为温带大陆性季风气候，四季分明，年平均日照时数2292小时，日照充足，年平均降水量445.8mm，蒸发量1440mm，气候温和、半干旱。县城所在地巩昌镇年平均气温7.7℃，年平均无霜期146天。由于受东亚大气环流和青藏高原外围特殊地形的影响，降水量年际差异大，为农牧气候过渡地带，宜农宜牧，但以农业为主。川区、北山为温和干旱区，适宜小麦等大宗农作物生长，为全县主要产粮区。南山为温寒半湿润区，发展牧业有一定条件，全县气候特点非常适合多种暖温带长日照植物生长，是野生黄芪等中药材的分布区和地道产区。

（二）土壤条件

黄芪是深根性植物，地下水位高、土壤湿度大、土地黏紧、低洼易涝的黏土或土质瘠薄的砂砾土，均不宜种植黄芪。陇西县地处西北黄土高原西南部，绝大部分地表覆盖第四纪黄土，黄绵土和黑麻坊土占总土地面积的74.8%，这两种土壤土粒分散，疏松多孔，有利于黄芪根系下扎，容易形成优质的"鞭杆"，黄芪外观品质优良，据2002年对在该县挖掘出的8株"黄芪王"进行测量，平均长度在2.4m以上，最粗直径达到8.5cm。

据1994年陇西县土壤养分检测结果表明，全县土地耕作层含有机质10.4g/kg，全氮0.76g/kg，全磷0.79g/kg，全钾19.8g/kg，速效氮64mg/kg，速效磷14mg/kg，速效钾167mg/kg，pH值为7.9～8.4，如果辅之以农家肥，完全可以满足黄芪生长需要。

（三）物种或品种类型

黄芪种质来源是由野生黄芪经过长期培育、选择而适合当地种植的农家驯化品种和少量人工培育品，这些品种具有有效成分含量高、抗病能力强、产量较高等特点。

三、黄芪种子和种苗生产操作技术规程

（一）黄芪选种与种子采集

1. 选种

黄芪选种田应该在生长两年以上的黄芪田块进行，选择植株健壮无病虫害侵染

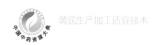

的植株留种，必要时进行单株选择。

2. 采集和贮藏

每年8、9月期间，当果荚变黄色、种子呈浅褐色时，依种子成熟度分期分批进行人工采收，选择的种子应籽粒饱满，无褐变、无虫蛀，千粒重25～30g，将果荚挂在通风处阴干后进行脱粒，除去杂物，装入布袋或纸箱中，在干燥通风处贮藏。

（二）黄芪种子繁育技术流程（以甘肃产区为例）

（1）品种选择　二至三年生健壮植株，三年生最好。

（2）留种田选择　土质疏松肥沃，降水充足的地块。

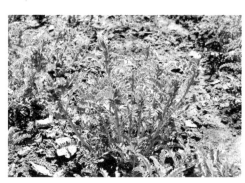
图4-3　陇芪1号留种单株

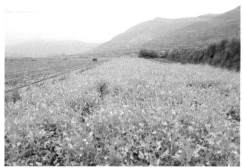
图4-4　陇芪1号留种田

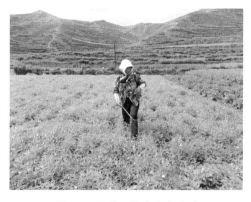
图4-5　留种田的病虫害防治

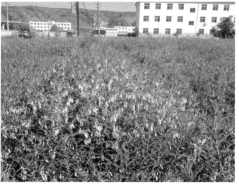
图4-6　陇芪1号成熟种子植株

（3）田间管理　返青后间苗、中耕、除草、追肥。

（4）种子采收　留种植株当年不采挖，第二年7月下旬至8月上旬种子成熟时即可采收，边熟边采。

（5）种子脱粒　果荚完全干燥后，晴天晾晒1～2小时后脱粒。

（三）育苗

1. 选地和整地

育苗田宜选择土层深厚、疏松、排水良好的砂质壤土，不宜在黏质土壤或砂质土壤上育苗，最好有水源保证，在旱地育苗，应对选好的育苗地进行秋季深翻，使土壤充分熟化，接纳雨水，增加土壤含水量；第2年土壤解冻后再深翻1次，并立即耙糖整平。

2. 施肥和播种

育苗田结合春季深翻，基施腐熟的优质农家肥23～38t/hm^2、磷酸二铵150～300kg/hm^2。

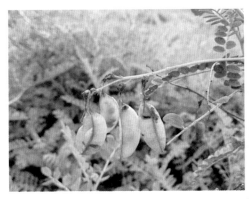
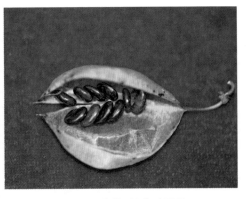

图4-7　陇芪1号成熟果实　　　　　图4-8　陇芪1号种子脱粒

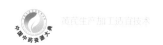

黄芪种子外被有果胶质角质层，吸水力差，5小时吸水膨胀仅10%左右，发芽率低且不整齐，故播前应进行种子处理方法是：将干种子兑上种子量2/3的干细砂（砂粒小于种子），在石碾上压60～70圈，边压边翻动，使其碾压均匀，碾至种皮由棕黑色变暗，经此处理后，将种子倒入30～40℃水中浸2～4小时，其吸水膨胀率达9%以上。

黄芪春秋两季均可播种，但在陇西县以春播为主，播期在3～4月。播前先把土地整成1m宽、长度依地形和需要而定的畦，用水淘出已吸水膨胀的种子，晾至半干，拌少量细砂撒在畦面，使种子覆土0.6～0.9cm厚，或于畦上开3cm深的播种沟，行距15～20cm，将种子撒在沟内后覆土或覆细砂，播量为75～150kg/hm^2。播后对种沟内的表土稍镇压，若土壤干燥时则需浇2～3次水，灌水量以不积水为宜，苗出全后要少浇水。由于黄芪种子小、幼苗弱，故播后应在床面上均匀覆一层玉米秆或麦草，创造荫蔽、湿润的环境，防止芪苗出土后被阳光曝晒造成死苗，在苗高10cm时，可逐渐去掉覆盖物。也可采用间、套带形式育苗，如在早熟、矮秆抗倒伏的冬小麦返青期，把黄芪种子撒于麦田里，结合中耕除草把种子埋入土中，此后麦田锄草要注意保护黄芪幼苗，小麦成熟后进行高茬收割（保证既不伤黄芪苗，又可遮阴的高度），麦田育苗播量一般为60kg/hm^2。

3. 拔草和追肥

黄芪育苗田苗期应随时拔除杂草，注意前期不宜用铲子等工具除草，可采用手工拔除，以免损坏芪苗。在幼苗有4～6片叶子时，要进行中耕、锄草和间苗、定苗，一般株距6cm，根据幼苗生长情况及时灌水，结合灌水追施硝酸铵60～105kg/hm^2，也可喷施叶面肥。

（四）黄芪种苗繁育流程（以甘肃产区为例）

1. 选地整地

避免与其他豆科作物连作，施入基肥并作畦。

2. 种子处理

黄芪种子具有硬实特性，播种前种子进行筛选、消毒和温汤浸种。

3. 播种

于4月底5月初播种，每亩播种量6～7kg，均匀撒于畦面。

4. 间苗

苗高5～6cm，出现5片以上真叶时进行间苗。

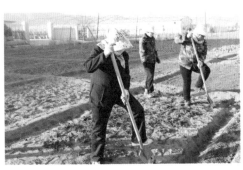

图4-9　黄芪育苗选地整地

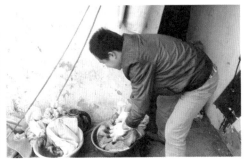

图4-10　黄芪播前种子处理

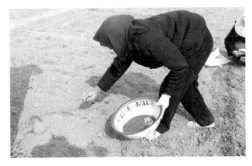

图4-11　黄芪育苗地播种

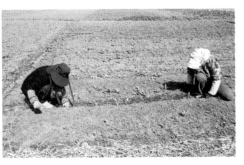

图4-12　黄芪育苗地间苗

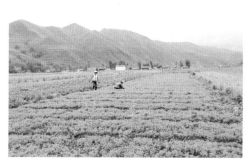

图4-13 黄芪育苗地进行除草

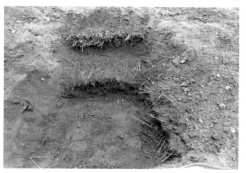

图4-14 黄芪种苗冬季贮藏

5. 中耕除草

至8月下旬，整个苗期除草2～3次。

6. 起苗贮藏

10月下旬起苗，每30株扎一小把；采取堆藏的方法进行贮苗。

四、黄芪大田栽培技术规范

（一）定植时间

春季定植期为第2年3月下旬至4月上旬，秋季定植宜在9月下旬（"白露"前后）进行。

（二）地块准备

平地栽培应选择地势高、排水良好疏松而肥沃的砂壤土；山区旱地应选择土层深厚、排水好、背风向阳的山坡或荒地种植。

黄芪栽植最适宜的土壤为黑土、黑麻土、黄绵土，适宜茬口为当归、小麦，不选豆茬地。选择在背风向阳、土层深厚、土质疏松、土壤肥沃、有机质含量高、底墒足、排水良好、渗水力强的砂质壤土，在前作收获后及时深耕30cm以上，冬、春季镇压保墒，做到三耕两耙，使土壤熟化，土层疏松，为黄芪根部伸展创造良好条件，翌年春季不宜深耕，防止跑墒。地翻好后，地周围挖好排水沟，以防存水烂根。

（三）挖苗

一般春季育的苗在当年秋末采挖，边挖边定植，比翌年春季定植增产效果好；夏季育的苗需在翌年春季定植，挖苗时苗地要潮湿松软，以保持苗体完整，可从地边向内挖苗，挖出的苗子及时用麦草等物覆盖，防止芪苗失水。挖完后，将苗扎成直径10cm的带土小把，运往定植地进行选苗。

（四）选苗

选择健壮、头部完整、根条均匀、长10～15cm、直径5～8mm的优质芪苗，剔除分枝多、腐烂、发霉、有病斑、虫蛀及机械损伤的种苗进行定植。

定植时可视墒情选苗，底墒不足选大苗，底墒充足选小苗，春季定植以刚吐芽的一年生种苗最好。

（五）合理密植

黄芪生长期较长，定植到收获大约210天，不同阶段黄芪的生长特点不同，前期地上部分生长快，中后期根部有机营养物质积累快，合理密植对产量和质量至关重要。在整平的地块用犁开沟，将种苗按20cm株距放置在犁沟内边，并注意扶正苗子，再翻一犁土覆盖放好苗子的犁沟，并使黄芪苗头覆土2～3cm厚，保持行距40～50cm栽植量为中等幼苗600kg/hm^{2}左右，保苗数1.8×10^5株/hm^{2}左右，并注意打碎土块，整平地面，以防跑墒。

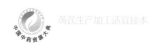
（六）科学施肥

施肥是黄芪高产、优质栽培的关键措施，施肥要采取早施、深施、秋施、集中条施的方法，施足底肥，巧施追肥。一般施优质腐熟农肥$6.0 \times 10^4 \sim 7.5 \times 10^4 kg/hm^2$，油渣$375 \sim 750 kg/hm^2$，施N、$P_2O_5$、$K_2O$ $525 kg/hm^2$，其比例为$1:0.5:0.6$，其中农肥、磷肥、钾肥、油渣一次性作底肥施入，氮肥2/3作底肥，1/3作追肥，在苗高10cm开花盛期、结荚盛期各追施一次。

（七）加强田间管理

黄芪幼苗期要做到地里无杂草，锄草、松土要同时进行，以利于地下部分生长，5月下旬至6月上旬，如旱地芪苗发黄，要在降雨或雨前追施硝酸铵$90 kg/hm^2$左右；水地于7月中下旬结合灌水选用液体肥，如叶面宝、磷酸二氢钾等或稀土微肥连续叶面追施3次，每次间隔$10 \sim 15$天。

（八）黄芪标准化栽培流程（以甘肃产区为例）

1. 移栽地整地

施入基肥，深翻。

2. 种苗处理

药剂浸苗20分钟左右。

3. 适期移栽

种苗平摆于种沟。

4. 中耕除草

浅锄、细除$2 \sim 3$次。

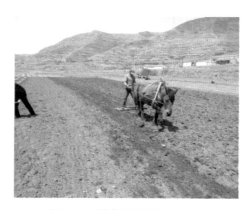

图4-15 黄芪移栽前整地糖地

5. 打顶疏花

6月份摘顶或在开花期摘去花蕾。

第三节　蒙古黄芪道地药材的特色栽培技术（内蒙古）

该特色栽培技术适用于内蒙古固阳县、武川县、土默特右旗及周边地区道地药材蒙古黄芪的栽培生产。

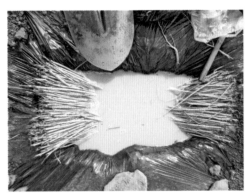

图4-16　移栽前种苗药剂处理

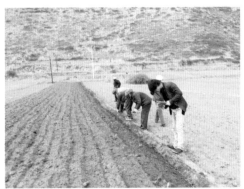

图4-17　黄芪种苗开沟移栽

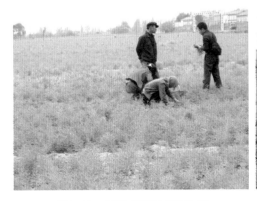

图4-18　黄芪成药期中耕除草

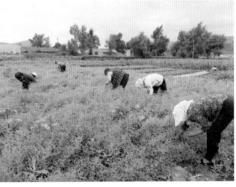

图4-19　黄芪成药期打顶疏花

一、产地环境

（一）生态环境

1．海拔

适宜海拔为1000～1500m。

2．无霜期、平均气温

全年无霜期95天以上；年均气温2～5℃；1月最低温–35～–11℃；7月最高温

22～30℃。

3．光照

年日照时数应在2500～3100小时，日照百分率70%～75%。

4．水分

年平均降水量250～350mm，相对湿度50%～60%。

5．土壤

适宜土壤类型为砂壤土、砂砾土、冲积土。

（二）环境质量要求

1．空气质量

应符合空气质量GB 3095二级标准。

2．土壤质量

应符合土壤质量GB 15618二级标准。

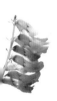

3．灌溉水质量

应符合农田灌溉水质量GB 50842标准。

二、选地

平地选择地势高、排水好、渗透力强、地下水位低的砂壤土或冲积土。山区和半山区，宜选地势向阳、土层深厚、土质疏松、肥沃、透水透气良好和渗透力强的砂壤土、砂砾土。前茬作物以小麦、玉米为宜，忌连作。豆类作物、甜菜、谷子、油菜及新开垦的荒地都不宜种植蒙古黄芪。

三、整地

于移栽前一年秋季进行整地，整地前灌一次透水，土壤耕翻30cm左右，结合整地每亩施入腐熟农家肥2000～3000kg（或生物有机肥300～500kg）、三元复合肥50～100kg作底肥，整平耙细。丘陵地根据地形做成小高垄。垄宽40～80cm，垄高25cm，沟宽25cm。

四、播种育苗

（一）种子

1. 质量要求

选择前一年秋天新产蒙古黄芪种子进行育苗。种子生活力不低于85%，发芽率不

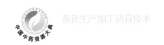
低于65%，净度不低于95%。

2. 留种要求

选择生长健壮、长势一致的三至四年生蒙古黄芪作为留种田，留种田与生产田的间隔距离应保持200m以上。从9月上中旬开始采种，以种荚变黄且呈半透明为度，随熟随采。种子采收后，晒干脱粒，除净杂质，选籽粒饱满而有褐色光泽的优良种子备用。

3. 种子处理

（1）沸水催芽　将选好的种子放入沸水中快速搅拌1分钟后立即加入冷水，将水温调到40℃后浸泡2～4小时捞出，加湿布等覆盖物闷8～12小时，待种子膨胀露白时播种。

（2）机械处理　播前种子用石碾或碾米机等进行碾压处理，使外种皮由棕黑色具光泽变为灰棕色表皮粗糙时为度。亦可将种子拌入2～3倍的细砂揉搓，擦伤种皮时，即可带砂下种。

（3）机械碾压与沸水催芽相结合　先将种子用碾米机等轻度碾一遍，然后按（1）沸水处理法进行操作，待种子露白时播种。

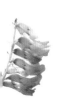

（二）苗圃地选择与苗床准备

选择有排灌水条件的砂质壤土做苗圃，秋季将土地翻耕后，建成宽畦，畦长5m左右，宽2～4m，畦高10～15cm，做好畦后每亩施入充分腐熟的农家肥3000kg（或生物有机肥500kg）作底肥，然后进行翻耕，让土壤沉实，再整平耙细。

（三）播种

采取春季播种，在4～5月进行。播种方法多用耧播，行距30cm。将种子均匀地播于耧沟的表面，然后耱平即可。不宜耧播的山坡地，进行撒播，用犁浅耕后，均匀地撒上种子，耱平即可。播种量每亩5～6kg。

（四）苗圃管理

播种后，每天检查苗床一次，观察苗床墒情和出芽情况，如遇干旱，及时浇水，有条件的地方可采用喷灌，保持土壤合理墒情。苗田杂草及时清除。当苗6～7片复叶时进行间苗和定苗，间苗标准为成苗20万～35万株/亩，苗间距4～5cm。间苗与定苗之后可追加施硫酸铵3.5～7千克/亩及3.5千克/亩过磷酸钙。

（五）起苗

于翌年4月下旬至5月中旬，选择晴天进行，抖去泥土，剔除不合格苗，于通风阴凉处用潮湿河砂等物覆盖储存。

（六）大田移栽

移栽应在春季4～5月进行，最佳期为5月上中旬。选择根条直，根长30cm以上，根直径0.5cm以上，光滑无病，无机械损伤的种苗进行移栽。开沟行距30cm，深10～15cm，将蒙古黄芪苗朝一个方向平栽于沟内，覆土，镇压。移栽密度为1.5万～1.6万株/亩，行距25～30cm，株距为15～18cm。栽种后及时浇水。

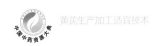

五、田间管理

1. 中耕除草

结合中耕和田间管理，及时清除杂草。

2. 灌溉与施肥

在蒙古黄芪生长关键时期，如遇干旱，及时浇水。结合浇水，在生长旺盛期，每亩施用复合肥50kg，雨后遇到积水及时排水。

3. 打顶（摘除花序）

6月上旬，花序大量形成时，生产田摘除所有花序，留种田摘除植株上部小花序。

六、病虫害防治

（一）防治原则

预防为主，综合防治，通过选育抗性品种培育壮苗、科学施肥、加强田间管理等措施，综合利用农业防治、物理防治、生物防治、配合科学合理的化学防治，将有害生物控制在允许范围内。农药安全使用间隔期遵守国标GB8321.1–7，没有标明农药安全间隔期的品种，收获前30天停止使用，执行其中残留量最大的有效成分的安全间隔区。

蒙古黄芪的生长期间主要的病害有：根腐病、根结线虫病和白粉病；主要的虫害有：芫菁、蚜虫和小地老虎。

（二）根腐病的防治

1. 农业防治

与禾本科植物轮作2年以上；用无病土培育无病苗；合理配方施肥；适当增施有机肥和磷钾肥；早期及时拔除病株；用石灰消毒。

2. 化学防治

播种或移栽前，用多菌灵或广枯灵（噁霉灵+甲霜灵）或咪鲜胺等处理土壤或种栽；可以顺栽植沟撒施；然后下种或栽植。

3. 药剂防治

临发病前或发病初期，用多菌灵、甲基硫菌灵、代森锰锌（络合态）+甲霜灵、广枯灵（噁霉灵+甲霜灵）等喷淋茎基部或灌根，视病情一般7～10天用药一次。

（三）白粉病

1. 农业防治

合理密植，促苗壮发，增加株间通风透光性；以有机肥为主，注意氮、磷、钾配方施肥，合理补施微量元素；与禾本科作物轮作。

2. 化学防治

于发病初期或之前选用多菌灵可湿性粉剂或甲基硫菌灵（甲基托布津可湿性粉剂）或代森锰锌络合物等保护性杀菌剂喷雾防治。发病后，及时选用戊唑醇（金海可湿性粉剂）或三唑酮（粉锈宁可湿性粉剂）等治疗性杀菌剂喷雾防治，视病情隔7

天再防治1次，要交替用药。

（四）豆荚螟

1. 农业防治

深翻土地，实行轮作。合理安排药材种植，避免与大豆、紫云英等豆科作物连作或套种。

2. 生物防治

在卵孵化期和低龄幼虫期，选用苦参碱、除虫菊素乳油、多杀霉素等进行防治。

3. 化学防治

在低龄幼虫盛发期，选用阿维菌素、溴腈菊酯、甲氨基阿维素菌、氯虫苯甲酰胺等进行防治。

（五）蚜虫

1. 物理防治

利用黄板诱蚜，或用长方形纸板涂上黄色油漆，同时涂上一层机油，挂在植株顶部均匀分布于行间，当沾满蚜虫时及时涂抹。

2. 生物防治

前期蚜量少时保护利用瓢虫等天敌，进行自然控制。无翅蚜发生初期，用苦参碱乳剂，或天然除虫菊素等植物源杀虫剂喷雾防治。

3. 化学防治

用吡虫啉可湿性粉剂，或吡虫脒乳油，或联苯菊酯乳油等交替喷雾防治。

七、道地药材栽培特色

（1）采取高垄畦作方式进行育苗。

（2）移栽时采取大田平栽方式进行大田栽培。

第四节　黄芪药材特色加工技术

一、山西浑源黄芪的采收与加工

（一）浑源黄芪的采收与加工特色

该地仿野生栽培蒙古黄芪多为9～10月采收，极少数为春天采收。5～6年生黄芪主根较深，机械采挖较困难，目前黄芪仍以人工采挖为主，采挖速度较慢，平均每人每天采挖量在25kg左右。人工采挖黄芪主根多在70cm以上，靠近根头部直径2.0～3.5cm，皮部棕褐色，有横纹，新采挖黄芪遇风后皮部常会裂开，当地称"面大"。调查发现，近几年浑源等地部分仿野生黄芪种植区开始采用挖掘机采挖黄芪，这种采挖速度极快，但机械采挖对黄芪损伤较大，难以保证黄芪的完整性；其次由于未经过人工挑选，年限较短的黄芪也一并被采挖，采挖后黄芪粗细不一，造成资源浪费，同时机械采挖对植被破坏严重，容易造成水土流失，不利于黄芪资源的可持续利用及当地生态环境的保护。

浑源等地仿野生栽培蒙古黄芪加工主要依据不同的商品规格等级。黄芪加工后

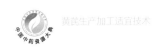

商品等级有正白芪、副白芪、正黑芪、小绵芪、红蓝面等。新采收黄芪剪去头部残留茎杆捆把晒干后称原芪；将原芪切去芦头和尾子、捆把晒干、分等后称正白芪；侧根或皮部有破损黄芪切去芦头捆把晒干后称副百芪；将正白芪用大青叶、五倍子、青矾熬汁染色后晒干，再刮去外皮，然后分等后称正黑芪；红蓝面为原生芪中上段加工产物，长度多为30cm，两头空心；小绵芪指原生芪加工过程中剪下的小的侧根和尾部较细的根，直径通常小于0.5cm。炮台芪有两种，一种是将正白芪分等后扎成把子，如炮台状称"炮台芪"；另一种是将速生二年黄芪切头去尾后选取直径0.8cm、长18cm左右用红绳捆把成炮台状，晒干后亦称为"炮台芪"。

黄芪饮片加工主要为横切片、斜切片、压扁后斜切。加工后饮片类型有瓜子片、正北芪片和黑芪片，黄芪饮片加工过程中多将外皮刮去。瓜子片加工是将初加工后的黄芪经刮皮、闷润、切片、晒干或烘干制成；正北芪片加工是将正白芪或副白芪经刮皮、闷润、压扁、斜切、修片、烘干或阴干后分等制成；黑芪片加工是将正黑芪经闷润、压扁、斜切、修片、阴干或烘干制成，正北芪和黑芪片加工后多为长15～18cm，宽1.6～2.0cm，厚度为0.2～0.4cm。仿野生栽培蒙古黄芪加工后主要销往香港等地，内地市场少见。

（二）浑源黄芪初加工工序

1. 去残茎

采收后的黄芪运回加工厂，放置在晒坪上，除去芦头上的残余茎。之后继续捆成10kg左右的小捆。

2. 晾晒

将切去残茎的黄芪捆放在地台板上垛成80cm高的垛，垛与垛之间留60cm的走道，方便作业和通风。每隔3～5天翻垛一次，并防止雨淋。

3. 扎把

黄芪晒至半干时，切去芦头，剪掉侧支，将根理直，用细绳扎把，捆成1kg重的把。

4. 阴干

将扎成的小把放在阴凉棚内干燥，垒成1米见方的垛，保持垛中有空隙，四面通风，经常翻垛，直至全干成半成品。

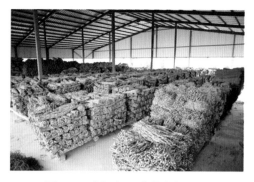

图4-20　浑源恒山黄芪扎把阴干

5. 修剪

将半成品把松开，剪去腐烂空心部、喇叭头、尾梢、虫蛀、破损等部分，剪口要平而整齐。

6. 分等

按照现行黄芪等级标准进行分等，用毛刷清理黄芪段上残留的尘土，之后打包装箱。

7. 包装

将晾干分级后的黄芪按各个等级分别包装，包装材料选用不易破损、干燥、清洁无异味、无污染、符合食品药品级包装袋和纸箱。包装要牢固、密封、防潮、易回收。一般每件25kg，在合格证注明产地、生产批号、生产日期、加工工号、等级、

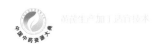

重量和生产企业等。

二、内蒙古固阳黄芪的采收与加工

目前固阳等地育苗移栽二至三年蒙古黄芪多为机械单犁深翻30cm的方法采收。由于机械采收较快，黄芪采收周期变短，该地区黄芪采收时间较山西晚，多集中在10月中下旬采收。移栽3年生蒙古黄芪多为留子，留子黄芪称"子芪"，子芪头部往往有小空心，且靠近根头部皮部常剥落，当地称为"麻口"，市场认为"子芪"品质较二年生质量差。2～3年产蒙古黄芪直径多在1.0～1.8cm，主根长20～30cm，外皮土黄色，新鲜黄芪断面韧皮部与木质部颜色差别较小。

固阳等地蒙古黄芪采收后初加工较山西浑源仿野生栽培蒙古黄芪简单。目前黄芪初加工多为切去芦头和支根，捆把晒干或直接水洗后闷润进行饮片加工。饮片加工以横切片或斜切片为主，饮片规格较少。横切片为水洗、闷润、切片、晒干，斜切片加工为水洗、闷润、斜切、晒干，加工后饮片多称"正北芪片"。

三、甘肃黄芪的采收与加工

（一）甘肃黄芪的采收与加工特色

陇西地处黄土高原边缘与秦岭支脉丘陵地带，耕地类型为平川地兼山区丘陵。蒙古黄芪除平川地种植外，山区丘陵亦有种植，该地黄芪采收方式为机械采挖和人工采收两种方式。平川地以机械单犁深翻30cm的方法采收，山区丘陵地区栽培蒙古黄芪采收仍以人工采挖为主，黄芪采挖后主根长15～30cm，直径0.6～1.5cm，新鲜黄芪绵性较差，皮部颜色较内蒙古固阳等地偏深，为棕黄色至土黄色。

陇西等地蒙古黄芪采收后多做工厂提取和深加工，或切制成饮片等。黄芪初加工较简单，初加工多为晒干自然干燥法。新鲜黄芪采收后先于晒场摊开，日晒夜露，通风杀水，待根条柔软后，堆起盖严，上压重物，自然发热，使其充分糖化。然后将糖化后的黄芪捆把反复揉搓以增加黄芪绵性，揉搓后晾晒至半干，剪去芦头及侧根捆把晒干，加工后商品称"条子"。

（二）采收与加工方法

1. 采收

采挖前先割去地上茎秆，除去地膜后再采挖，推荐用黄芪挖药机械采挖，以保证根条完整，节约人工费。没有条件采用挖药机械采挖的地块，用四齿直把铁叉进行深挖，先用三齿耙按行距将芦头轻轻刨出，然后用四齿直把铁叉在根部一侧下扎，用力翻动土壤，慢慢拔出黄芪根条。挖出的黄芪根条除去泥土，进行分级、晾晒加工。

2. 初加工

（1）自然晾晒干燥：割除地上部分并将根部挖出，去净泥土、残茎、根须，趁鲜切去芦头，修去须根，晒至半干，堆放1～2天，使其回潮，再摊开晾晒，反复晾晒，直至全干。将根理顺直，根据药材的粗细、长短不同分为特等、一等、二等、

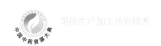

三等，扎成小捆。在晾晒之前切勿大量地堆放，以防发热霉烂。

（2）竹帘晾晒干燥：将理条后的黄芪均匀铺放于竹帘上，置阳光下离地表50cm以上腾空摊晒，以便通风。晾晒若遇阴雨天气，可置干燥室内用炭火保持40～50℃烘干。

（3）烘干：有条件的还可烘干，用微火烘干即温度45℃，要注意温度不可太高，防止松泡和皮肉分离。

（三）甘肃黄芪采收初加工流程

1. 采收

10月中下旬至11月中旬，先割去地上茎秆再采挖。

2. 采挖

用四齿直把铁叉深挖，挖出的黄芪根条除去泥土。

3. 自然晾晒干燥

趁鲜切去芦头，修去须根后晒干。

4. 清洗

分级前除杂并洗去泥土。

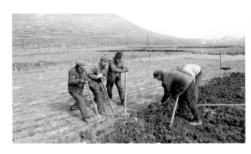

图4-21　黄芪采挖

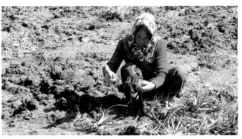

图4-22　采挖黄芪去泥土

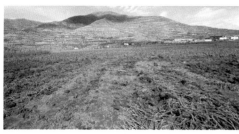

图4-23　鲜黄芪晾晒干燥

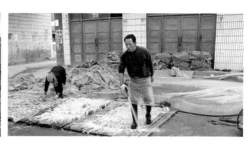

图4-24　黄芪除杂清洗

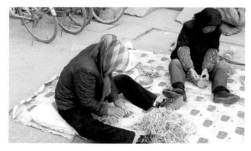

图4-25　黄芪分级扎把

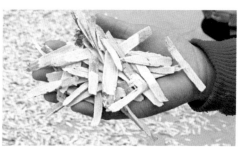

图4-26　黄芪切片

5. 分级扎把

按照大小、粗细分级，二等以上为优质黄芪。

6. 切片

将黄芪药材切成2～3mm的厚片，自然晾干。

第5章

黄芪药材
质量评价

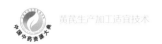

第一节　黄芪的本草考证与道地沿革

一、本草考证

黄芪为常用中药。始载于《神农本草经》，列为上品。关于黄芪的品种来源，陶弘景云："陇西、洮阳者色黄白甜美、黑水、宕昌者色自，肌理粗，蚕陵白水者色理胜蜀中者而冷补。"《新修本草》云："今出原州（宁夏固原）及华原（陕西耀县）者最良，蜀汉不复采用。"《本草图经》云："……其皮折之如棉，谓之绵黄芪，然有数种，有白水芪，有赤水芪，有木芪，功用并同而力不及白水芪，本芪短而理横。"《证类本草》所附的"宪州黄芪"图则近于豆科蒙古黄芪，宪州即现今山西静乐县，邻近忻州，似应为现今的原生芪。至于甘肃所产的红芪，又似与陶弘景所称的"又有赤色者，可作膏贴，用消痈肿，俗方多用，道家不须"的品种相同。

关于历代黄芪的产地，《神农本草经》指出："黄芪生蜀郡山谷、白水、汉中，二月、十月采，阴干。"这就是说黄芪最初产于四川一带。之后，据陶弘景曰："第一出陇西洮阳，色黄白甜美，今亦难得。次用黑水宕昌者，色白肌理粗，新者亦甘而温补。又有蚕陵白水者，色理胜蜀中者而冷补。"也就是说，到了梁代，黄芪的产地发生了变化，质量最好的产于今甘肃的东南部和甘肃的临潭，但当时已很难得，质量次之的产于四川松潘和甘肃眠县之南，还有四川芪坟西北部一带。到了唐代，据苏敬曰："今出原州华原者最良，蜀汉不复采用。直州、宁州者亦佳。"这时已不使用产于

四川的黄芪，当时宁夏固原和陕西华原产的最好，产于甘、川、陕三省边界地区的亦

不错。到了宋代，据《本草图经》载："今河东陕西州郡多有之，其皮折之如绵，谓

之绵黄者。"此时黄芪多用产于山西和陕西的绵者。到了宋代，据《本草蒙荃》载：

"绵芪出山西沁州绵山（原文"上"），此品极佳。"认为山西沁县绵山产的绵芪最好。

到了清代，据《植物名实图考》载："黄芪有数种，山西、蒙古者最佳。"认为产于山

西和内蒙古的黄芪质量最好。从黄芪产地的变化发展过程不难看出，古代黄芪正品的

产地有从四川、甘肃，经宁夏、陕西，向山西、内蒙古逐渐过渡的历史。

　　从膜荚黄芪与蒙古黄芪的产地分布的研究中也可看出，四川、甘肃、陕西、宁

夏、山西南部一带只产膜荚黄芪一种，而山西北部和内蒙古南部主要产蒙古黄芪，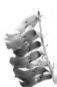

也有少量膜荚黄芪。这一情况说明，最初黄芪以产于四川的膜荚黄芪为正品，后来

正品的位置逐渐被产于山西、内蒙古的蒙古黄芪所代替，但膜荚黄芪也使用。

二、黄芪道地产区的变迁

（一）秦汉至南北朝时期

　　关于秦汉至南北朝时期黄芪的产地，多部著作中均有记载，如《神农本草经》：

"生山谷"；《名医别录》："生蜀郡（今四川成都及周边区域）山谷、白水（今四川甘

肃的白水河区域）、汉中（今陕西汉中地区）"；《秦州记》："陇西襄武县出黄芪"；《神

农本草经集注》（陶弘景著）："第一出陇西（今甘肃陇西县）、洮阳（今甘肃临潭县

西南），色黄白，甜美，今亦难得。次用黑水宕昌（今甘肃宕昌、舟曲一带）者，色

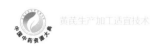

白，肌肤粗，新者，亦甘，温，补。又有蚕陵白水（今四川与甘肃交界等地）者，色理胜蜀中者而冷补。又有赤色者，可作膏贴用，消痈肿，俗方多用，道家不须"。

上古时代，中国人口主要分布在黄河流域，人们的活动范围有限，没有国界的划分，也没有明确的地名，也可能是历经漫长的流传过程中的散失所致，成书于秦汉年代的《神农本草经》中对中药材产地的记载均较为简单，大多只有"生川谷"，"生山谷"，"生川泽"，"生平泽"，"生池泽"之类简单的生境描述，没有具体的地名。魏晋时期，黄芪产区有了明确的产地记载，从《名医别录》中可以看出该时期黄芪产地主要为四川、甘肃和陕西交界等处，而以四川为主。南北朝时期，黄芪产区开

始向北扩展，新增加了陇西、洮阳、宕昌等地，同时对黄芪品质的认识较之前朝有了明显的进步，如"第一出陇西、洮阳，色黄白，甜美"。通过外观性状颜色及口感来进行不同产地品质优劣的评价，可以说是最早的道地药材性状评价方法的记载。南北朝时期是多个政权割据的时代，陶弘景是梁朝人，而当时陇西属西魏，或是政权割据，或是路途遥远，或是资源匮乏，导致了陇西和洮阳的黄芪"今亦难得"。这也为此后黄芪的进一步变迁埋下伏笔。产地的扩展，使临床医家对不同产地的黄芪的临床疗效有了比较的可能，促进了对不同产区黄芪的进一步认识。如《本草经集注》中所提的陇西洮阳、黑水宕昌、蚕陵白水等处黄芪在性状、性味上存在明显的差别，此外文中还提及"又有赤色者"很可能指的是今甘肃地区分布的红芪，即多序岩黄芪*Hedysarum polybotrys* Hand.-Mazz.。可见，当时陶弘景对豆科的多种黄芪及红芪已有较深的认识，且已经通过临床疗效来筛选疗效佳的品种及产地。

（二）隋唐时期

随着时代的变迁，黄芪的产地也发生了迁移和变化，在隋唐时期的许多医药著作中均有记载，如《新修本草》："今出原州（今宁夏固原市）及华原（今陕西省铜川市耀州区）者最良，蜀汉（"蜀汉"应指蜀郡和汉中）不复采用之。宜州（四川茂州）、宁州（今甘肃省庆阳市宁县）者亦佳"；《四声本草》："出原州华原谷子山，花黄"。《药性论》黄芪："生陇西（今甘肃陇西境内）者，下补五脏。蜀白水赤皮者微寒。"

隋唐时期黄芪产地进一步变迁，由甘肃中南部地区向东扩大至相邻的宁夏固原及陕西铜川，同时提出蜀汉不复采用。这次变迁体现了国家统一对道地药材的影响。南北朝时期"原州"及"华原"属西魏，隋一统中国后，疆域扩大，"原州""华原"均被纳入隋朝国土。到了唐代，中国的政治经济相对稳定，政府有了精力集全国之力修订官方本草，第一次以政府主导的药材普查整理，对黄芪的分布区域有了更深的认识，亦有可能是陶弘景时代甘肃境内的黄芪蕴藏量已经较少，而距其不远的固原和铜川等地黄芪质量也属上乘，因而出现了向东迁移。此外铜川距唐朝政治文化中心长安较近，交通便利使得其成为新优质产区的一个重要因素。

（三）宋代

在宋代，黄芪的产地在历史基础上又发生了变化，并在当代的典籍中有记载，如《嘉祐本草》："今原州者好，宜州（四川茂州）、宁州（今甘肃省庆阳市宁县）亦佳"；《图经本草》："今河东（今山西大部分地区）、陕西（今陕西大部分地区）州郡

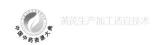

多有之";《本草别说》:"黄芪都出绵上为良,故名绵黄芪。今《图经》所绘宪水者即绵上,地相邻尔。以谓柔韧如绵,即谓之绵黄芪。然黄芪本皆柔韧,若伪者,但以干脆为别尔";《重广补注神农本草并图经》:"黄芪本出绵上(今山西介休东南)为良,故名绵黄芪。今《图经》所绘宪水(今山西省娄烦县及静乐县部分地)者即绵上,地相邻尔。"

宋代黄芪产区在前朝的基础上又向东扩展,增加了河东、陕西等地。宋代政府组织了多次本草修订工作,影响最大的是《图经本草》,其是由政府下令全国各郡县将所产药物,一律绘图,并注明植物开花结实、收采季节及功用等并配样品送往京都,供绘图之用。故该书中对药材的产地描述较为全面,而继唐朝之后的再次全国性调查整理为新优质产区的发现具有很大推动作用。宋代本草首次提出以产自山西绵上的绵黄芪质量最佳,山西产绵黄芪自此被后世所推崇,一直影响至今。

(四)金元时期

前人在黄芪产地的历史更迭中,对不同产地的黄芪质量开始了探索,至金元时期逐渐形成山西绵黄芪品质俱佳的观点,如《汤液本草》记载:"生蜀郡山谷、白水、汉中,今河东陕西州郡多有之。"今《本草图经》只言河东者,沁州绵上是也,故谓之绵芪。味甘如蜜,兼体骨柔软如绵,世以为如绵,非也。别说云,黄芪本出绵上为良,故《图经》所绘者,宪水者也,与绵上相邻,盖以地产为'绵'。若以柔韧为'绵',则伪者亦柔。但以干脆甘苦为别耳"。

该时期的王好古对山西绵黄芪进行了详细的解说,认为其是因产地而得名,并非性状，原因是非此地的亦柔。同时也确实认为绵芪味甘如蜜，兼体骨柔软如绵，从而进一步强化了绵黄芪的优质性，并被后世所认可。

（五）明代

在明朝时期，黄芪的产地未发生重大变迁，但当时的方家在历史积累的基础上，对黄芪产地、作用等进行了总结，如《本草品汇精要》："《图经》曰蜀郡山谷及白水、汉中，今河东、陕西州郡多有之。陶隐居云：出陇西、洮阳、黑水、宕昌。［道地］宪州、原州、华原、宜州、宁州"；《本草蒙荃》："水芪生白水、赤水二乡，俱属陇西。白水颇胜，此为中品。绵芪出山西沁州（今山西省沁源县）绵上，乡名有巡检司。此品极佳。此为上品"；《本草纲目》在附方中引《总微论》治"小便不通"用"绵黄芪二钱"；《和剂局方》治"老人秘塞"；《赵真人济急方》治"阴汗湿痒"用"绵黄芪"；《外科精要》治渴补虚，"用绵黄芪箭杆者去芦六两"；《本草原始》："根长二三尺。生赤水乡，名赤水芪，生白水乡，名白水芪；生山西沁州绵上，名绵芪；一云折之如绵，故谓之绵黄芪"；《太乙仙制本草药性大全》："木芪出白水、赤水二乡，白水颇胜。绵芪，出山西沁州绵山，此品极佳，咸因地产金名。"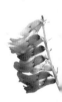

明代黄芪没有新增产区，《本草品汇精要》概括了此前所有历史时期关于黄芪的产地描述，继承前朝关于道地产区的认识。但是明代本草关于黄芪的道地产区有个最为显著的特点是较为一致地认为黄芪以产于绵上者为佳。至此黄芪的道地产区稳定在山西。

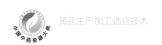

（六）清代

黄芪产地在清朝时期发生的变化主要为向北发展，形成以山西和内蒙古为优质黄芪的主要产地，并被载入多部历史典籍，如《本草崇原》："黄芪生于西北，以出山西之绵上者为良……故世俗谓之绵黄"；《医林纂要探源》："出绵上者佳，今汾州介休也"；《本草求真》："出山西黎城（山西长治市辖县）"；《药笼小品》："西产为佳"；《本草述钩元》："本出蜀郡、汉中，今惟白水、原州、华原山谷者最胜。宜、宁二州者亦佳"；《植物名实图考》："有数种，山西、蒙古产者佳，滇产性泻，不入用"；《本草问答》："黄芪或生汉中，或生甘肃，或生山西，或生北口（指河北省蔚县与山西省广灵县、灵丘县之间诸关口）外，今统以北方立论，有理否？答曰：虽不必截然在北，然其为性实皆秉北方水中之阳气以生，其主北方立论，则就乎得气之优者而言，故黄芪以北口外产者为佳。水在五行，以北方为盛，故补气之药皆以北方产者为良。汉中、甘肃所产黄芪根体多实，气不盛而孔道少；山西所产体略虚松，以气略盛，内有通气之孔道，故略虚松。犹不及北口外所产者，其体极松，以内中行水气之孔道更大，故知其气为更盛"。

清代延续明代，即推崇西产绵芪为佳，并在此基础上向北继续扩展，出现了内蒙古新产区，并认为内蒙古者为佳。山西与内蒙古部分区域相接壤，生态环境亦较接近，因此性状及疗效相近。此外吴其濬本人植物学和药学方面造诣很高，又曾任山西巡抚，对临近省份内蒙古所产中药的研究较为便利，他在《植物名实图考》中首次提到"蒙古"产黄芪，并认为"山西、蒙古"产黄芪质量好。为后世将山西、内蒙古黄芪作为道地药材提供了依据。《本草问答》用传统中医理论详细解释了各地所产黄芪品质好坏的原因，认为黄芪以质体松泡，孔道多，以产于北方者为佳，也为内蒙古产黄芪作为优质黄芪奠定了基础。

（七）民国

民国时期，东北三省开始出现黄芪种植，《药物出产辨》记录："（黄芪）正芪产区分三处。一关东（今东三省），二宁古塔（今黑龙江宁安市），三卜奎（今黑龙江齐齐哈尔）。产东三省，伊黎（今新疆伊犁）、吉林（今吉林省）、三姓地方（在清代指黑龙江下游、松花江下游及乌苏里江流域的广大地区）。清明后收成，入山采掘至六七月间乃上市。冲口芪产区亦广，产于山西省浑源州（今山西大同浑源县），近阳高县（今山西省大同市下辖县）高山一带，收获在于秋后冬前。择出匀滑直壮者，先制粉芪、绵芪。专销三江一带。次下者，乃制冲口芪，染成黑皮而来。浑春芪、牛庄芪即此芪制剩原来生芪而来，是以不黑皮。又有一种名晋芪，实为川芪，原产四川碧江、汶县、灌县（今四川灌县）、江油县等处。又有一种名禹州芪，乃由口外运至禹州（今河南禹州），扎把而来。原色白皮，亦是生芪，非产禹州。粉芪原出陕西岷州、大同、宣化等处。"

民国时期黄芪产地向东北扩展至东北三省，自清朝顺治年间到民国这个历史时期内，中原地区百姓大量人口迁入东北，同时伴随着文化、医药等的交流，原先较少使用黄芪的地区伴随人口增加和中医药文化的带入，为新的分布区域的发现提供了条件。同时伴随着工业革命带来的科技变革，无论在交通、药学知识等各领域均有了极大的发展，加之该时期人口数量的增加，出口贸易的增长，黄芪的需求也随

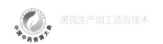

之增加，这使得依靠野生来源的黄芪的产地必须增加。因此，出现了多个区域的黄芪，如东北黄芪（正芪）、山西绵芪、川芪（晋芪）、禹州芪等，而新增的东北产区由于土壤肥沃等因素被认为是正芪。同时为了增加经济效益，出现了仿制黄芪，也就是冲口芪中质量上乘者先制成粉芪或绵芪，质量稍次者染成黑色即为制冲口芪，而制冲口芪剩下的生黄芪即为浑春芪、牛庄芪；此外在禹州形成了中转贸易中心。禹州芪实际产于古北口外（即今河北北部的张家口承德大部分地区及内蒙古部分地区）。该时期对产地的认识大大丰富于前朝，同时对于不同产地黄芪质量的优劣评价亦较清晰，基本形成了东北、山西、内蒙古三大主流产区。

（八）当代

当代随着黄芪的用量大幅度增加，野生药材难以满足实际所需，因此于20世纪70年代开始栽培，并逐渐以栽培为主，目前的主流种植区域在甘肃定西、内蒙古武川、山西浑源及各周边地区，与古籍所记载的区域相符。

综上所述，黄芪在2000多年的历史发展中存在由西南逐渐往东北变迁的过程：秦汉至魏晋南北朝时期，主要可能使用川黄芪，直到隋唐时期，认为"蜀汉不复采用之"；自魏晋南北朝开始使用西北产黄芪，且认为陇西、固原、铜川等地所产黄芪质量好；宋代开始出现山西产的绵芪，此后便一直认为山西（特别是山西绵上及附近县市）所产黄芪质量好；清代又出现了内蒙古产黄芪，民国进一步扩大至东北，当代则认为黄芪以产于山西和内蒙古质量最佳。从中可以看出黄芪道地产区受品种、产地、交通、版图、加工、疗效等各种因素影响所呈现的变迁现象。

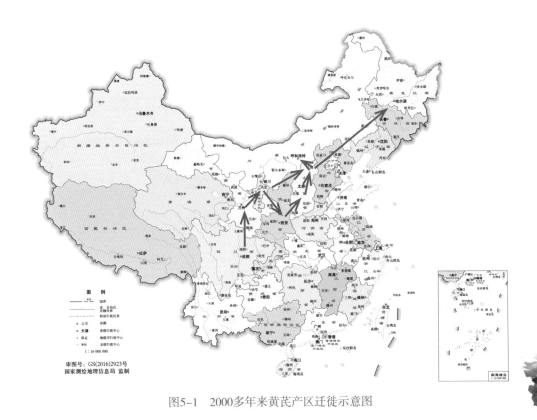

图5-1　2000多年来黄芪产区迁徙示意图

三、产地

　　野生黄芪主产区为河北古源，山西应县，繁峙、交城、宁武，内蒙古额尔古右旗、莫力达瓦、鄂伦春旗、察哈尔右中旗、兴和、武川、牙克石、阿荣旗，黑龙江塔河、呼玛、伊春、萝北、东宁等地。

　　人工栽培黄芪主产地为河北定州、安国、安平、张北、顺平县、行唐，山西浑源、应县、广灵、平顺、平鲁，内蒙古固阳、土默特右旗、察尔右中旗、达拉持旗，黑龙江林口、鹤岗，甘肃武都、宕昌、正宁、西和、岷县。

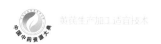

　　黄芪主要种植区有较大变化，文献记载的一些黄芪栽培面积大、产量高的产区，目前栽培面积减少或已无栽培，或向周边地区转移。究其原因，一是黄芪市场不景气，近5年来价格一直处于偏低，亩产值与粮食作物的产值相当，且因采挖困难，部分药农改种粮食或其他经济作物。山东省文登市在20世纪80年代年代培育的膜荚黄芪新品种文黄11，推广后成为膜荚黄芪的主产区，现只有很少的药农种植，多改种西洋参、党参、细辛等经济效益好的药材。甘肃陇西大部分黄芪药农都改种玉米、马铃薯等粮食作物和党参、甘草等药材，只有个别的农户有小面积栽培。黑龙江原种植膜荚黄芪地区，因鸡爪芪太多，改种山西的蒙古黄芪，而且现在已经几乎没有种植了。其次老产区连年重茬栽培，致使黄芪根腐病日益严重，影响了黄芪的产量和质量。河北省安国已有3～5年没有栽培黄芪了，原因就是连作导致严重的根腐病，使产量降低甚至绝收。内蒙古固阳的传统产区已经种植了二十多年的黄芪地，不能再生产出优质的黄芪，产区向外围转移，种植面积减少了。三是不适宜种植地区，盲目引种，质量差，如上海市崇明区和北京郊区现已不种植。

　　栽培黄芪资源主产区的变化已形成2个新主产区，即甘肃陇西等地的平地育苗移栽二年生蒙古黄芪产区，山东省文登市等地的一年生直播膜荚黄芪产区；传统主产区面积虽不大，但仍有一定商品量。山西北部完整保留了道地传统蒙古黄芪的山地半野生生产方式，目前多出口或加工为高档礼品芪，国内普通药材市场几乎见不到；内蒙古南部的传统蒙古黄芪也为半野生，但生长年限比山西短，一般为三年生；传统膜荚黄芪商品量极少，黑龙江中医药大学在加格达奇等地建立了野生膜荚黄芪保护区，保存了这一珍贵的种质资源，且野生蕴藏量较蒙古黄芪大。迄今为止，我国已形成传统道地产区与新产区并存的格局，其中，蒙古黄芪的现代主产区甘肃的产量明显超过山西和内蒙古，但基本与历史记载的传统产区相符；而膜荚黄芪的新产区山东、河北等地却与道地产区东北三省相差较远，所生产的黄芪药材质量有待系统评价。由此可见，蒙古黄芪主产区有西迁趋势，膜荚黄芪有南移的动向。

黄芪为山西大宗道地药材之一，在本省种植历史悠久，据明成化本《山西通志》（1475年）记载"大同府主产黄芪"，至今已有500多年的历史。现山西北部完整保留了道地传统蒙古黄芪的山地野生及半野生生产方式，已获得中药材黄芪GAP种植基地的认证以及"恒山黄芪"国家地理标志保护产品（公告号：2014年第44号）。多出口或加工为高档礼品芪（如炮台芪、冲正芪、纵切大片芪等），因其生长年限长，商品条长顺直、分枝少、皮柔韧、绵性大、粉性足、味甘、豆腥气浓、横切面具有明显的"金井玉栏"、黄芪皂苷等成分含量高，在国内外市场上倍受欢迎。目前山西野生及仿野生恒山黄芪年产2500～3500吨，主产于恒山山脉南北两翼的浑源、应县、繁峙、代县四县，周边天镇、阳高、广灵、灵丘、平鲁、大同、左云也有小面积种植。品种为蒙古黄芪，产品大部分产品销往深广香港并出口。

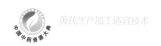

第二节　黄芪的规格等级

黄芪药材的等级标准划分多依产地、直径和长度以及存放年限等指标评等论价，因此形成了黄芪不同产区各具特色的等级规格。

一、黄芪主产区商品等级规格

（一）山西黄芪

山西黄芪商品等级自古较多，历史上有原生芪、绵芪、浑源芪、炮台芪、白皮芪、冲正芪等。现在全省既有浑源地区仿野生栽培蒙古黄芪延用商品统称黄芪品规，又有其他产区市场普通黄芪经营品规。

（二）常见恒山黄芪现行等级标准

1. 原芪（用于收购）

黄芪以有芦头、尾梢、须根、枯朽，无杂质、无泥土为合格。收购鲜芪和干芪分大条、中条、小条。规格分别为：

大条：鲜芪长度为40cm～2m，主干中段粗度为2cm以上；干芪长度为40cm～2m，主干中段粗度为1.6cm以上。

中条：鲜芪长度为35cm～1.5m，主干中段粗度为1.5cm以上；干芪长度为35cm～1.5m，主干中段粗度为1.0cm以上。

小条：鲜芪长度为30cm～1m，主干中段粗度为1.0cm以上；干芪长度为

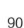

30cm～1m，主干中段粗度为0.6cm以上。

2. 出口芪等级标准

品质要求：土黄色，细皮，质坚粉足，粗壮顺直，内色浅黄色，斩去芪头，无断条碎条，无毛须、疙瘩及节子。

表5-1　浑源地区恒山黄芪原芪等级与生长年限对应表

原芪等级	生长年限
大条	20年以上
中条	10～20年
小条	5～10年

（此表来源于浑源仿野生种植区种植经验）

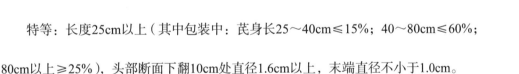

特等：长度25cm以上（其中包装中：芪身长25～40cm≤15%；40～80cm≤60%；80cm以上≥25%），头部断面下翻10cm处直径1.6cm以上，末端直径不小于1.0cm。

一等：芪身长25cm以上（其中包装中：芪身长25～40cm≤15%；40～80cm≤60%；80cm以上≥25%）；头部断面下翻10cm处直径1.4cm以上，末端直径不小于0.9cm。

二等：芪身长25cm以上（其中包装中：芪身长25～40cm≤15%；40～80cm≤60%；80cm以上≥25%），头部断面下翻10cm处直径1.2cm以上，末端直径不小于0.8cm。

三等：芪身长25cm以上（其中包装中：芪身长25～40cm≤15%；40～80cm≤60%；80cm以上≥25%），头部断面下翻10cm处直径1.0cm以上，末端直径不小于0.7cm。

四等：芪身长25cm以上（其中包装中：芪身长25～40cm≤15%；40～80cm≤60%；80cm以上≥25%），头部断面下翻10cm处直径0.8cm以上，末端直径不小于0.6cm。

五等：芪身长25cm以上（其中包装中：芪身长25～40cm≤15%；40～80cm≤60%；80cm以上≥25%），头部断面下翻10cm处直径0.6cm以上，末端直径不小于0.5cm。

3. 正黑芪等级标准

品质要求：表面染成深蓝黑色，摸之手染有蓝黑色，单枝、皮嫩，粉性足，糟头不超过3cm，眼圈圆，芪身直，头割平，空心小于直径的三分之一。

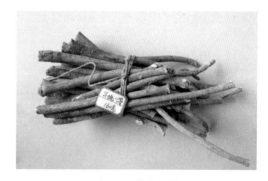

图5-2 黄芪一等

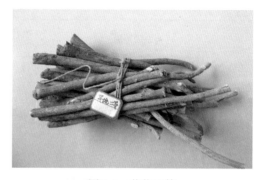

图5-3 黄芪二等

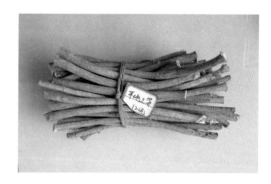

图5-4 黄芪三等

特等：芪身长25cm以上（其中包装中：芪身长25～40cm≤15%；40～80cm≤60%；80cm以上≥25%），头部断面下翻10cm处直径1.6cm以上，末端直径不小于1.0cm。

一等：芪身长25cm以上（其中包装中：芪身长25～40cm≤15%；40～80cm≤60%；

80cm以上≥25%），头部断面下翻10cm处直径1.4cm以上，末端直径不小于0.9cm。

二等：芪身长25cm以上（其中包装中：芪身长25～40cm≤15%；40～80cm≤60%；80cm以上≥25%），头部断面下翻10cm处直径1.2cm以上，末端直径不小于0.8cm。

三等：芪身长25cm以上（其中包装中：芪身长25～40cm≤15%；40～80cm≤60%；80cm以上≥25%），头部断面下翻10cm处直径1.0cm以上，末端直径不小于0.7cm。

四等：芪身长25cm以上（其中包装中：芪身长25～40cm≤15%；40～80cm≤60%；80cm以上≥25%），头部断面下翻10cm处直径0.8cm以上，末端直径不小于0.6cm。

附：正黑芪制作方法：

色液配制：原料为五倍子、大青叶，将上述原料置于铁锅煮沸5～6小时，充分煮透后取黑色色液，将修剪整理好的芪条扎成小捆，在沸水中约0.5分钟后取出晒干，两端剪去黑头，使黄芪两端断面见黄白色即可。

（历史上正黑芪色液配制原料为五倍子、大青叶、黑矾，由于黑矾对人体健康有害，近年来正黑芪色液配置中已禁用）

4. 正白芪等级标准

品质要求：单枝，皮嫩色黄，质坚粉性强，条干顺直，口面平整，无空心、糟皮，无霉变，自然水分含量不超过10%。

一等：芪身长25cm以上占15%；40cm以上占60%；80cm以上占25%；头部断面下翻10cm处直径1.2cm，长度25cm以上，末端直径不小于0.8cm。

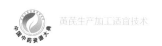
二等：芪身长25cm以上占15%；40cm以上占60%；80cm以上占25%；头部断面下翻10cm处直径1.0cm，长度25cm以上，末端直径不小于0.7cm。

三等：芪身长25cm以上占15%；40cm以上占60%；80cm以上占25%；头部断面下翻10cm处直径0.8cm，长度25cm以上，末端直径不小于0.6cm。

四等：芪身长25cm以上占15%；40cm以上占60%；80cm以上占25%；头部断面下翻10cm处直径0.6cm，长度20cm以上，末端直径不小于0.5cm。

5. 副白芪等级标准

头部断面下翻10cm处直径0.5cm，长度10cm以上，末端直径不小于0.4cm。

6. 炮台芪

挑大小适中，粗细均匀，质地柔嫩者，切去头尾，用自来水润至柔软，用板搓直，晾干，扎成炮台形。

商品呈匀条圆柱形，顺直，单枝头尾修切，根头切口处不显空头，头尾粗细均匀，长20～25cm，直径0.8～1cm。表面灰黄色，较光滑。质柔嫩，断面纤维性而不强，皮部黄白色，木部较细密，金黄色。气香，味甜，有豆腥味。

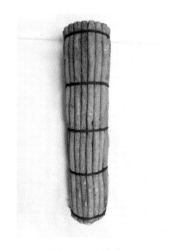

图5-5　炮台芪

（二）内蒙古黄芪

历史上内蒙古黄芪商品规格等级有正口芪、武川芪以及红蓝芪等。由于野生资源大量采挖，这些基于野生品划分的商品等级现今已基本消失。目前固阳等地育苗移栽2～3年黄芪无论外观形状还是内在品质均达不到历史时期黄芪商品等级标准，栽培2～3年蒙古黄芪采挖后原芪多以统货销售，加工品多以芪条和芪片的直径大小区等论价。

（三）甘肃黄芪

陇西县文峰中药材市场、首阳中药材交易市场为蒙古黄芪主要集散地，该地区蒙古黄芪商品等级与山西不同，与内蒙古相似，陇西地区黄芪多以统货销售。新鲜黄芪称"毛条"，均做统货销售；切头去尾的黄芪"条子"以直径和长度划分为大条、中条和小条。黄芪饮片规格等级较多，等级按切片方式、切片后种类以及切片直径来划分。

由于各地黄芪加工多为药商自行完成，多年来等级规格没有全国性的严格规定，加之各地药商沿袭了不同的黄芪专业加工技能和改良了不同的黄芪专业加工机械，致使全国黄芪加工后的产品在条、片基础上品规格不一，种类繁多。

二、部颁黄芪商品规格标准

本品为豆科植物膜荚黄芪、蒙古黄芪或多序岩黄芪的干燥根。前二者习称"黄芪"，后者习称"红芪"。

1. 黄芪规格标准

特等：干货。呈圆柱形的单条，斩疙瘩头或喇叭头，顶端间有空心，表面灰白色或淡褐色。质硬而韧。断面外层白色，中间淡黄色或黄色，有粉性。味甘、有生豆

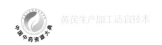

气。长70cm以上，上部直径2cm以上，末端直径不小于0.6cm。无须根、老皮、虫蛀、霉变。

一等：干货。呈圆柱形的单条，斩去疙瘩头或喇叭头，顶端有空心。表面灰白色或淡褐色。质硬而韧。断面外层白色，中间淡黄色或黄色，有粉性。味甘、有生豆气。长50cm以上，上中部直径1.5cm以上，末端直径不小于0.5cm。无须根、老皮、虫蛀、霉变。

二等：干货。呈圆柱形的单条，斩去疙瘩头或喇叭头，顶端间有空心，表面灰白色或淡褐色，质硬而韧。断面外层白色，中间淡黄色或黄色，有粉性。味甘、有生豆气。长40cm以上，上中部直径1cm以上，末端直径不小于0.4cm，间有老皮、无须根、虫蛀、霉变。

三等：干货。呈圆柱形单条，斩去疙瘩头或喇叭头，顶端间有空心。表面灰白色或淡褐色。质硬而韧。断面外层白色，中间淡黄色或黄色，有粉性。味甘、有生豆气。不分长短，上中部直径0.7cm以上，末端直径不小于0.3cm，间有破短节子。无须根、虫蛀、霉变。

2. 红芪规格标准

一等：干货。呈圆柱形、单条，斩去疙瘩头或喇叭头，表面红褐色。断面外层白色，中间黄白色。质坚，粉足、味甜。上中部直径1.3cm以上，长33cm以上。无须根、虫蛀、霉变。

二等：干货。呈圆柱形、单条，斩去疙瘩头。表面红褐色。断面外层白色。质坚、粉足、味甜。上中部直径1cm以上，长23cm以上。无须尾、杂质、虫蛀、霉变。

三等：干货。呈圆柱形、单条，斩去疙瘩头。表面红褐色。断面外层白色，中间黄白色。质坚，粉足，味甜，上中部直径0.7cm以上。长短不分，间有破短节子。无须尾、杂质、虫蛀、霉变。

注：

（1）黄芪的品种较多，应发展优质的蒙古黄芪。

（2）黄芪已逐步改为栽培，为了鼓励发展优质、条粗的大货，增订了中上部直径2cm以上的为特等。

（3）过去标准二三等有侧根，但未规定粗细度，在调拨中容易发生矛盾，故改为单条。

（4）修下的侧根，斩为平头，根据条的粗细度，归入相应的等级内。

第三节　黄芪药材的炮制

一、黄芪的炮制

陇西等地蒙古黄芪饮片加工类型较多，该地黄芪饮片多为药商自行加工，无统一加工标准。黄芪加工后饮片类型主要有横切片、斜切瓜子片、柳叶片、压扁后斜切四指片以及压扁后刨片制成宽带片等，横切片与斜切片、瓜子片为市场主

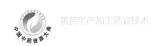

要切片加工方式。横切片、瓜子片与柳叶片加工方式为清洗、闷润、切片、晒干或烘干；压扁后斜切四指片将黄芪条子经水洗、闷润、压扁、剥皮、切片、修片、晒干或烘干；纵切片加工方法为清洗、闷润、压扁、切片、修片、晒干或烘干。调查中发现，甘肃地区黄芪饮片有一种纵切大片，当地称宽带片，加工方法是将2～3根黄芪条子经清洗、闷润后用机器反复压制成一片，然后刮去外皮、切片修去边角，最后制成宽5cm，长20cm的大片，烘干后包装。加工后外形美观，一般作保健品用。

1. 分拣、除杂

选用根条粗长、断面色黄白、味甜、有粉性且中部直径在1cm以上的优质二等以上的优质黄芪，除去原药材中夹杂的杂质，由工人手选分档，将大小分开，用清水洗刷去除药材表面附着的杂质及泥土，去除残茎、根须、根头等。

2. 浸润、晾干

将洗净的黄芪原料按粗细、长短分别放置于洗药池中，堆码闷润12～14小时，至药材质地柔韧时取出，置于太阳棚中晾至内外软硬适宜。

3. 切片、包装

用高速截断式切药机将黄芪药材切成2～3mm的厚片，置太阳棚内自然晾干，筛去碎屑，去净杂质后包装成成品，炮制后的黄芪饮片为类圆形或椭圆形厚片。

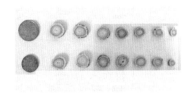

图5-6 黄芪横切片

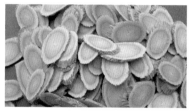

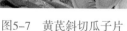
图5-7　黄芪斜切瓜子片

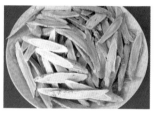
图5-8　黄芪柳叶片

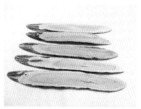
图5-9　黄芪斜片

二、蜜黄芪的炮制

取熟蜜，加适量开水稀释后，淋于净黄芪片中拌匀，闷润，炒至深黄色、不沾手时，取出晾凉。黄芪片每100kg，用熟蜜25kg。

第四节　黄芪药材的包装、储存

一、包装

黄芪晾干后捆把用麻袋打包，每件50kg，现行成包（箱）装量多由企业自定。

二、储存

药材入库前应详细检查有无虫蛀、发霉等情况。凡有问题的包件都应进行适当处理；经常检查，保证库房干燥、清洁、通风；堆垛层不能太高，要注意外界温度、

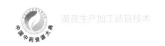

湿度的变化，及时采取有效措施调节室内温度和湿度。

要贮藏于通风干燥处理，30℃以下，相对湿度60%～75%，商品安全含水量10%～13%，本品易吸潮后发霉，虫蛀，为害的仓库害虫有家茸天牛、咖啡豆象、印度谷螟，贮藏期应定期检查、消毒，经常通风，必要时可以密封氧气充氮养护，发现虫蛀可用磷化铝等熏蒸。

气调贮藏，人为降低氧气浓度，充氮或二氧化碳，在短时间内，使库内充满98%以上的氮气或50%二氧化碳，而氧气留存不到2%，致使害虫缺氧窒息而死，达到很好的杀虫灭菌的效果。一般防霉防虫，含氧量控制在8%以下即可。

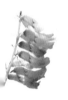

第6章

黄芪现代医药研究

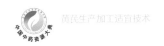

第一节　黄芪药材的化学成分研究

一、黄芪植物的主要化学成分

（一）主要成分

膜荚黄芪根中分离出黄芪苷（Astra-galoside）Ⅰ、Ⅱ；胡萝卜苷（Daucosterol）、β-谷甾醇（β-Sitosterol）、棕榈酸（Palmitic acid）、蔗糖（Sucrose）；膜荚黄芪皂苷（Astragalus saponin）A、B、C，膜荚黄芪皂苷A经氧化降解得到膜荚黄芪苷元（Astramenbrangenin）。亦分离出2″，4″-二羟基-5，6-二甲氧基异黄烷（2″，4″-Dihydroxy-5,6-dimethoxyi-soflavane）、熊竹素（Kumatakenin）、胆碱（Choline）、甜菜碱（Betaine）、叶酸（Follic acid）、毛蕊异黄酮（Calycosin）、芒柄花黄素（Formononetin）及黄芪苷（Astragaloside）Ⅰ、Ⅱ、Ⅲ、Ⅳ，其苷元为三萜环黄芪醇（Cycloastragenol）。抗菌成分L-3-羟基-9-甲氧基紫檀烷（L-3-Hydroxy-9-methoxypterocarpan）。

此外，膜荚黄芪根中尚含有葡萄糖醛酸（Glucuronic acid）、黏液质、氨基酸、苦味素等。

（二）蒙古黄芪中含皂苷类

黄芪皂苷Ⅰ、Ⅱ、Ⅳ及胡萝卜苷。

（三）黄酮类

芒柄花黄素、毛蕊异黄酮、9，10-二甲氧基紫檀烷-3-*O*-*β*-D-葡萄糖苷（9，10-Dimethoxy-pterocarpane-3-*O*-*β*-D-gluco-side）、2″-羟基-3″，4″二甲氧基异黄烷-7-*O*-*β*-D-葡萄糖苷（2″-Hydroxy-3″，4″-dimethoxyisofla-vane-7-*O*-*β*-D-glucoside）、3″-羟基-4″-甲氧基异黄酮-7-*O*-*β*-D-葡萄糖苷（3″-Hy-droxy-4″-methoxyisoflavone-7-*O*-*β*-D-glucoside）、L-3-羟基-9-甲氧基紫檀烷。

尚含天冬酰胺（Asparamide）、刀豆氨酸（Canavanine）、脯氨酸（Prolin）、γ-氨基丁酸（γ-Aminobutyric acid）等21种氨基酸；铁、锰、锌、铷等14种微量元素；黄芪多糖（Astraglan）Ⅰ、Ⅱ、Ⅲ及葡聚糖AG-1、AG-2和杂多糖AH-1、AH-2等。

此外，蒙古黄芪还含有β-谷甾醇、蔗糖、亚油酸（Linoleic acid）、亚麻酸（Linolenic acid）、甜菜碱（Betaine）、烟酸、烟酰胺、淀粉酶等。

二、蒙古黄芪化学成分的分离与鉴定

李瑞芬等采用D101大孔树脂柱色谱法和半制备高效液相色谱法进行分离，运用各种波谱法鉴定分离所得化合物的结构式。结果分离鉴定了7个化合物：4，4'-二甲基-6'-羟基查耳酮（1），4-甲氧-4'，6'-二羟基查耳酮（2），7，4'-二羟基二氢黄酮（3），4，4'，6'-三羟基查耳酮（4），4'-羟基二氢黄酮-7-*O*-*β*-D-葡萄糖苷（5），2'-羟基-3'，4'-二甲氧基异黄烷-7-*O*-*β*-D-葡萄糖苷（6），3，2'-二羟基-3'，4'-二甲氧基异黄烷-7-*O*-*β*-D-葡萄糖苷（7）。所有化合物均为首次该植物中分得。

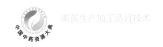
三、黄芪甲苷的提取

称取已粉碎的黄芪生药100g和不同体积设定好浓度的NaOH溶液，置于装有回流装置的圆底烧瓶中，用电热套加热回流提取，回流一定时间，结束后滤出提取液；滤渣在前述条件下再进行提取（共计提取3次）；将3次提取液混合，用20%HCr溶液调整pH至7，过滤后滤液入HPD300大孔树脂柱（大孔树脂与黄芪生药之比为1∶1），用纯化水冲柱至α-萘酚反应呈阴性，然后用70%酒精溶液洗脱后浓缩至无醇味，将浓缩液用正丁醇萃取，将萃取液浓缩干燥得黄芪甲苷白色固体（蒸出的正丁醇回收利用）。

第二节　黄芪的药理研究

一、药理作用

黄芪具有丰富的化学成分，如黄芪皂苷、黄芪多糖、黄酮类化合物及三萜类物质，还含有氨基酸、维生素、蛋白质、胡萝卜素、叶酸、亚油酸、核黄素和钙铁锌硒等多种微量元素。黄芪的药理作用较为广泛，大量研究证实，黄芪及其提取物具有保护心肌、免疫调节、防治缺血再灌注损伤、调节血糖血压等诸多作用，对多种疾病具有独特疗效。

黄芪对于循环系统疾病具有显著疗效。其具有扩张血管、强心、利尿以及改善心脏血流动力学等诸多作用，可有效调节患者神经内分泌，改善心肌供氧、供血及能量供给等；其对结缔组织异常增生具有抑制作用，可降低心肌硬度，从而改善患者的心肌舒张功能，对于病毒性心肌炎及其所致心力衰竭具有显著疗效。黄芪具有强效抗氧化活性，可有效抑制自由基生成并清除过剩自由基，从而发挥细胞保护作用，对于神经系统相关性疾病、缺氧缺血性脑病等具有显著疗效。黄芪中多种有效成分具有广谱抗病毒作用，对于感冒、变应性鼻炎等呼吸系统疾病具有明显疗效。黄芪可降低肾脏蛋白排泄率、三酰甘油水平，提高血白蛋白水平，从而起到防治肾病综合征的作用，对于急性肾衰竭等亦具有明显疗效。随着临床研究的深入，黄芪的抗癌作用受到广泛关注，并得到了动物实验研究的证实。

研究中，脑血栓、慢性乙型肝炎、2型糖尿病、糖尿病肾病及心力衰竭等疾病患者在常规治疗的基础上加用黄芪制剂后，临床疗效获得了显著提高，表明黄芪具有广泛的药理作用，值得临床推广应用。

1. 对免疫系统的作用

黄芪对机体免疫功能具有双向调节作用，其可提高网状内皮系统的吞噬功能，增加血液白细胞及多核细胞数量，提高巨噬细胞百分率及其吞噬指数，增强细胞和体液免疫。此外，黄芪多糖能调节淋巴细胞各个亚群的比例，从而增强其免疫调节作用。

2. 抗衰老作用

黄芪可有效抑制机体自由基生成，并可清除体内过剩的自由基，起到抑制脂质过氧化的作用，从而避免自由基对细胞的过度氧化作用，延长细胞寿命。黄芪总黄

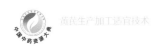

酮可提高超氧化物歧化酶活性，减轻脂质过氧化对生物膜的损害。

3. 抗菌和抗病毒作用

黄芪具有广谱抗菌、抗病毒作用，对肺炎双球菌、痢疾杆菌、溶血性链球菌以及白色、金黄色和柠檬色葡萄球菌等均具有强效抑制作用，对流感仙台BB1病毒及口腔病毒等均具有抑制作用。

4. 血糖调节作用

黄芪多糖对血糖具有双向调节作用，其可提高肝脏内质网的应激作用从而降低其损伤，有效促进信号蛋白合成，提高糖原合成所需酶活性，具有调节体脂代谢和糖代谢紊乱的作用，可有效对抗糖尿病。

5. 抗癌作用

黄芪中的多种有效成分均能抑制毒素B_1诱发的癌变作用，提高环磷酰胺的抗癌活性，并可促进受损造血功能恢复，具有较强的抗癌作用。

6. 改善血液流变学

黄芪能有效降低血液黏稠度，改善机体组织器官营养和血液供给，降低微血管病变风险和程度，对心血管疾病的防治有良好作用。

7. 改善血液系统功能

黄芪对磷酸二酯酶活性有抑制作用，可抑制血小板凝集，促进血细胞回升，促进造血干细胞分化和增殖，保护和促进造血功能恢复。

8. 泌尿系统保护作用

黄芪能通过清除体内多余的自由基及降压等作用保护肾脏功能，其还具有一定的利尿作用。其可减缓肾小球内膜的病理变化，抑制系膜增生，有效保护血管内皮细胞的生理功能和结构完整性，改善肾脏血管内皮功能。

9. 心血管系统保护作用

黄芪可双向调节血压水平，降低肺动脉压，促进周围血管扩张，改善心功能，其还可直接扩张冠状动脉。通过扩张血管及增加心搏量作用，黄芪可升高或降低血压。黄芪可显著降低高血压患者的炎症递质水平，有效防治和缓解动脉粥样硬化症状，延缓靶器官受损。黄芪皂苷具有显著正性肌力作用，可增加心肌收缩振幅及输出量。通过改善心室舒张和收缩作用，黄芪可提高心肌耗氧量，有效保护心肌细胞，对于药物中毒性心肌炎、心肌缺氧以及缺血再灌注损伤均具有显著保护作用。

二、毒理作用

黄芪与梭果黄芪给小鼠灌胃生药100g/kg均无不良反应。小鼠1次腹腔注射梭果黄芪半数致死量为生药38.25g/kg ± 6.7g/kg，黄芪为39.82g/kg ± 4.3g/kg或40 ± 5g/kg。两种黄芪煎剂给大鼠腹腔注射每天0.5g/kg共30天，观察其体重、饮食及内脏外观，与对照组均无明显差异。内蒙黄芪煎剂给小鼠腹腔注射25～50g/kg，48小时内未见异常。

此外，实验动物注射密毛花黄芪浸剂可降低动脉压，减慢心率，加强心肌收缩力量以及舒张冠状血管。对循环衰竭及急性肾炎治疗有效。

第7章

黄芪性能与应用

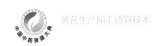

第一节　黄芪的性能

一、性味与归经

（一）性味

黄芪味甘，性微温。

1.《本经》

"味甘，微温。"

2.《别录》

"无毒。生白水者，冷。"

3.《药性论》

"白水赤皮者，微寒。"

4.《医学启源》

"气温，味甘，平。"

（二）归经

黄芪归肺、脾经。

1.《汤液本草》

"入手少阳、足太阴经、足少阴命门。"

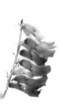

2.《本草蒙筌》

"入手少阳,手足太阴。"

3.《本草经疏》

"手阳明、太阴经。"

4.《本草新编》

"入手太阴、足太阴、手少阴经。"

二、功能与主治

黄芪能补气升阳,固表止汗,利水消肿,生津养血,行滞通痹,托毒排脓,敛疮生肌。用于气虚乏力,食少便溏,中气下陷,久泻脱肛,便血崩漏,表虚自汗,气虚水肿,内热消渴,血虚萎黄,半身不遂,痹痛麻木,痈疽难溃,久溃不敛。

1.《本经》

"主痈疽,久败疮,排脓止痛,大风癞疾,五痔,鼠瘘。补虚。小儿百病。"

2.《别录》

"主妇人子脏风邪气,逐五脏间恶血。补丈夫虚损,五劳羸瘦。止渴,腹痛,泄痢,益气,利阴气。"

3.《药性论》

"治发背。内补,主虚喘,肾衰,耳聋,疗寒热。生陇西者下补五脏。蜀白水赤皮者,治客热。"

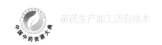

4.《日华子本草》

"黄芪助气壮筋骨，长肉补血，破癥癖，治瘰疬，瘿赘，肠风，血崩，带下，赤白痢，产前后一切病，月候不匀，消渴，痰嗽；并治头风，热毒，赤目等。""白水芪，排脓治血，及烦闷，热毒，骨蒸劳，功次黄芪；赤水芪，治血，退热毒，余功用并同上；木芪治烦，排脓力微宁黄芪，遇缺即倍用之。"

5.《医学启源》

"治虚劳自寒（'寒'一作'汗'），补肺气，实皮毛，泻肺中火，脉弦自汗，善治脾胃虚弱，内托阴证疮疡必用之药。"

6. 王好古

"主太阴疟疾。"

7.《本草备要》

"生用固表，无汗能发，有汗能止，温分肉，实腠理，泻阴火，解肌热；炙用补中，益元气，温三焦，壮脾胃。生血，生肌，排脓内托，疮痈圣药。痘症不起，阳虚无热者宜之。"

三、各家论述

（一）主要功用

1. 倪朱谟

"黄芪，补肺健脾，实卫敛汗，驱风运毒之药也。故阳虚之人，自汗频来，乃表虚而腠理不密也，黄芪可以实卫而敛汗；伤寒之证，行发表而邪汗不出，乃里虚而正气内乏也，黄芪可以济津以助汗；贼风之痼，偏中血脉而手足不随者，黄芪可以荣筋骨；痈疡之证，脓血内溃，阳气虚而不敛者，黄芪可以生肌肉，又阴疮不能起发，阳气虚而不愈者，黄芪可以生肌肉。"（《本草汇言》）

2. 张景岳

"（黄芪），因其味轻，故专于气分而达表，所以能补元阳，充腠理，治劳伤，长肌肉。气虚而难汗者可发，表疏而多汗者可止。其所以止血崩血淋者，以气固而血自止也，故曰血脱益气。其所以治泻痢带浊者，以气固而陷自除也，故曰陷者举之。"（《本草正》）

3. 贾所学

"黄芪，性温能升阳，味甘淡，用蜜炒又能温中，主健脾，故内伤气虚，少用以佐人参，使补中益气，治脾虚泄泻，疟痢日久，吐衄肠血，诸久失血后，及痘疹惨白。主补肺，故表疏卫虚，多用以君人参，使敛汗固表，治自汗盗汗。诸毒溃后，收口生肌，及痘疮贯脓，痈疽久不愈者，从骨托毒而出，必须盐炒。痘科虚不发者，在表助气为先，又宜生用。"（《药品化义》）

4. 张石顽

"（黄芪），入肺而固表虚自汗，入脾而托已溃痈疡。《本经》首言痈疽久败，排脓止痛，次言大风癞疾，五痔鼠瘘，皆用生者，以疏卫气之热。性虽温补，而能通调血脉，流行经络，可无碍于壅滞也。其治气虚盗汗自汗，及皮肤痛，是肌表之药。

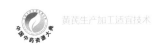

治咯血柔脾胃，是中州之药。治伤寒尺脉不至，补肾脏元气不足，及婴儿易感风邪，发热自汗诸病，皆用炙者，以实卫气之虚，乃上中下内外三焦药，即《本经》补虚之谓。如痘疹用保元汤治脾肺虚热，当归补血汤治血虚发热，皆为圣药。"（《本经逢原》）

5. 张秉成

"（黄芪）之补，善达表益卫，温分肉，肥腠理，使阳气和利，充满流行，自然生津生血，故为外科家圣药，以营卫气血太和，自无瘀滞耳。"（《本草便读》）

6. 张山雷

"（黄芪）补益中土，温养脾胃，凡中气不振，脾土虚弱，清气下陷者最宜。其皮味浓质厚，力量皆在皮中，故能直达人之肤表肌肉，固护卫阳，充实表分，是其专长，所以表虚诸病，最为神剂。""凡饥饱劳役，脾阳下陷，气怯神疲者，及疟久脾虚，清气不升，寒热不止者，授以东垣之补中益气汤，无不捷效，正以黄芪为参、术之佐，而又得升、柴以升举之，则脾阳复辟，而中州之大气斡旋矣。"（《本草正义》）

（二）黄芪功补三焦

1. 李东垣

"黄芪既补三焦，实卫气，与桂同功，特黄芪比桂甘平，不辛热为异耳。但桂则通血脉，能破血而实卫气，芪则益气也。又黄芪与人参、甘草三味，为除燥热、肌热之圣药。脾胃一虚，肺气先绝，必用黄芪温分肉、益皮毛、实腠理，不令汗出，以益元气而补三焦。"（引自《本草纲目》）

2. 王好古

"（黄芪），治气虚盗汗并自汗，即皮表之药，又治肤痛，则表药可知。又治略血，柔脾胃，是为中州药也。又治伤寒尺脉不至，又补肾脏元气，为里药。是上中下内外三焦之药。"（《汤液本草》）

3. 邹澍

"（黄芪），直人中土而行三焦，故能内补中气，则《本经》所谓补虚，《别录》肺胃补丈夫虚损；五劳羸瘦，益气也；能中行营气，则《本经》所谓主痈疽、久败疮，排脓止痛，大风癞疾，《名医别录》所谓逐五脏间恶血也；能下行卫气，则《本经》所谓五痔鼠瘘，《名医别录》所谓妇人子脏风邪气，腹痛泄利也。""黄芪一源三派，浚三焦之根，利营卫之气，故凡营卫间阻滞，无不尽通。所谓源清流自洁者也。"（《本经疏证》）

（三）黄芪主大风

"黄芪，味甘微温。主痈疽久败创，排脓止痛，大风，痢疾，五痔，鼠瘘，补虚，小儿百病。一名戴糁。生山谷。"（《神农本草经》上经）

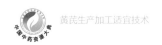

第二节 黄芪的应用

一、配伍应用

1. 表虚自汗

多用于体虚表弱所致的自汗。如表气不固，而汗出，用黄芪配白术、防风治之，久服必效。方如玉屏风散；也可配浮小麦、麻黄根等。

2. 阴虚盗汗

可与生地、麦冬等滋阴药同用。

3. 急性肾炎水肿

用于阳气不足所致的虚性水肿，并常与防己、茯苓、白术等合而用，方如防己黄芪汤。

4. 慢性肾炎水肿、脾肾虚

常与党参、白术、茯苓同用。

5. 阳气虚弱

用于疮疡久不溃破而内陷，有促进溃破及局限作用。痈疽久不穿头，常与穿山甲、皂角刺、当归、川芎同用。

6. 疮疡溃破

久不收口，有生肌收口之作用，常配银花、皂刺、地丁等。脓液清洗，与党参、

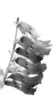

肉桂等同用。

7. 肺气虚证

咳喘日久，气短神疲，痰雍于肺无力咯出。常配伍紫菀、款冬等，温肺定喘，健肺气之品。脾生痰，肺储痰，所以健太阴以祛痰，黄芪补气所以尤善治气虚。

8. 气虚衰弱

倦怠乏力，或中气下陷、脱肛、子宫脱垂。补气健脾，常与党参、白术等配伍；用于益气升阳而举陷，常与党参、升麻、柴胡、炙甘草等合用。

二、配伍禁忌

1.《本草经集注》

"恶龟甲。"

2.《药对》

"恶龟甲、白鲜皮。"

3.《医学入门·本草》

"苍黑气盛者禁用，表实邪旺者亦不可用，阴虚者亦宜少用。""畏防风。"

4.《本草经疏》

"功能实表，有表邪者勿用；能助气，气实者勿用；能内塞，补不足，胸膈气闭、肠胃有积滞者勿用；能补阳，阳盛阴虚者忌之；上焦热盛，下焦虚寒者忌之；病人多怒，肝气不和者勿服；痘疮血分热甚者禁用。"

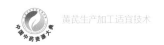

5.《药品化义》

"若气有余，表邪旺，腠理实，三焦火动，宜断戒之。至于中风手足不遂，痰壅气闭，始终皆不加。"

6.《本草新编》

"骨蒸、痨热与中满之人忌用。"

7.《本草汇纂》

"反藜芦，畏五灵脂、防风。"

三、选方

1. 玉屏风散

【处方】 防风30g，黄芪（蜜炙）、白术各60g。

【功能主治】 益气固表止汗。治表虚自汗，以及虚人腠理不密，易于感冒，汗出恶风，面色㿠白，舌质淡苔薄白，脉浮缓。

【用法用量】 每服9g，用水300ml，加大枣1枚，煎至200ml，去滓，食后热服。

【摘录】《简易方》引《究原方》（录自《医方类聚》卷一五〇）。

2. 防己黄芪汤

【处方】 防己120g，黄芪150g，甘草（炙）60g，白术90g。

【炮制】 锉为粗末。

【功能主治】　治风湿相搏，客在皮肤，一身尽重，四肢少力，关节烦疼，时自汗出，洒淅恶风，不欲去衣。及治风水客搏，腰脚浮肿，上轻下重，不能屈伸。

【用法用量】　每服三钱，水一盏半，入生姜三片，枣一个，同煎至一盏，去滓，稍热服，不计时候，服讫盖覆温卧，令微汗，瘥。

【摘录】　宋《太平惠民和剂局方》。

3. 黄芪桂枝五物汤

【处方】　黄芪9g，芍药9g，桂枝9g，生姜18g，大枣12枚（一方有人参）。

【功能主治】　补气通阳，养血除痹。治血痹，脉寸口关上微、尺中小紧，外证身体不仁，如风痹状。

【用法用量】　上五味，以水1.2L，煮取400ml，分三次温服。

【摘录】《金匮要略》卷上。

4. 补中益气汤

【处方】　黄芪、甘草（炙）各1.5g，人参（去芦）0.9g，当归身0.6g（酒焙干或晒干），橘皮（不去白）0.6～0.9g，升麻0.6～0.9g，柴胡0.6～0.9g，白术0.9g。

【功能主治】　补中益气，升阳举陷，主脾胃气虚，少气懒言，四肢无力，困倦少食，饮食乏味，不耐劳累，动则气短；或气虚发热，气高而喘，身热而烦，渴喜热饮，其脉洪大，按之无力，皮肤不任风寒，而生寒热头痛；或气虚下陷，久泻脱肛。现用于子宫下垂；胃下垂或其他内脏下垂者。

【用法用量】　上药㕮咀，都作一服。用水300ml，煎至150ml，去滓，空腹时稍热服。

119

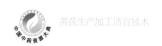

【注意】 阴虚内热者忌服。

【摘录】《脾胃论》卷中。

四、临床应用

1. 治自汗

防风、黄芪各一两，白术二两。上每服三钱，水一半，姜三片煎服。(《丹溪心法》玉屏风散)

2. 治风湿脉浮，身重，汗出恶风者

防己一两，甘草半两(炒)，白术七钱半，黄芪一两一分(去芦)。上锉麻豆大，每抄五钱匙，生姜四片，大枣一枚，水盏半，煎八分，去滓温服，良久再服。(《金匮要略》防己黄芪汤)

3. 治血痹，阴阳俱微，寸口关上微，尺中小紧，外证身体不仁，如风痹状

黄芪三两，芍药三两，桂枝三两，生姜六两，大枣十二枚。上五味，以水六升，煮取二升，温服七合，日三服。(《金匮要略》黄芪桂枝五物汤)

4. 治痈疽诸毒内脓已成，不穿破者

黄芪四钱，山甲(炒末)一钱，皂角针一钱五分，当归二钱，川芎三钱。水二钟，煎一半，随病前后，临时入酒一杯亦好。(《外科正宗》透脓散)

5. 治石疽皮色不变，久不作脓

黄芪(炙)二两，大附子(去皮脐，姜汁浸透，切片，火煨炙，以姜汁一钟尽

为度）七钱，菟丝子（酒浸，蒸）、大茴香（炒）各一两。共为末，酒打糊为丸。每服一钱，每日二服，空心，食前黄酒送下。（《外科大成》黄膏丸）

6. 治痈疽发背，肠痈，奶痈，无名肿毒，焮作疼痛，憎寒壮热，类若伤寒，不问老幼虚人

忍冬草（去梗）、黄芪（去芦）各五两，当归一两二钱，甘草（炙）一两。上为细末，每服二钱，酒一盏半，煎至一盏，若病在上，食后服，病在下，食前履，少顷再进第二服，留滓外敷，未成脓者内消，已成脓者即溃。（《局方》神效托里散）

7. 治痈疽脓泄后，溃烂不能收口

黄芪三钱，人参三钱，甘草二钱，五味一钱，生姜三钱，茯苓三钱，牡蛎三钱。水煎大半杯，温服（《四圣心源》黄芪人参牡蛎汤）

8. 治甲疽疮肿烂，生脚指甲边赤肉出，时瘥时发者

黄芪二两，间茹三两。上二味切，以苦酒浸一宿，以猪脂五合，微火上煎，取二合，绞去滓以涂疮上，日三、两度。（孟诜《必效方》）

9. 治诸虚不足，肢体劳倦，胸中烦悸，时常焦渴，唇口干燥，面色萎黄，不能饮食，或先渴而欲发疮疖，或病痈疽而后渴者

黄芪六两（去芦，蜜涂炙），甘草一两（炙）。上细切，每日二钱，水一盏，枣一枚，煎七分，去滓温服，不拘时。（《局方》黄芪六一汤）

10. 治肌热燥热，困渴引饮，目赤面红，昼夜不息，其脉洪大而虚，重按全无，证象白虎，惟脉不长，误服白虎汤必死，此病得之于饥困劳役

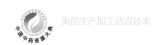

黄芪一两，当归（酒洗）二钱。上细切，都作一服，水二盏，煎至一盏，去渣温服，空心食前。（《内外伤辨》当归补血汤）

11. 治消渴

黄芪三两，茯神三两，栝楼三两，甘草（炙）三两，麦门冬（去心）三两，干地黄五两。上六味切，以水八升，煮取二升半，分三服。忌芜荑、酢物、海藻、菘菜。日进一剂，服十剂。（《千金方》黄芪汤）

12. 治肠风泻血

黄芪、黄连等分。上为末，面糊丸，如绿豆大。每服三十丸，米饮下。（孙用和）

13. 治尿血砂淋，痛不可忍

黄芪、人参等分，为末，以大萝卜一个，切一指厚大四、五片，蜜二两，淹炙令尽，不令焦，点末，食无时，以盐汤下。（《永类钤方》）

14. 治白浊

黄芪盐炒半两，茯苓一两。上为末，每服一、二钱，空心白汤送下。（《经验良方》黄芪散）

15. 治酒疸，心痛，足胫满，小便黄，饮酒发赤斑黄黑，由大醉当风入水所致

黄芪二两，木兰一两。末之，酒服方寸匕，日三服。（《补缺肘后方》）

16. 治老人大便秘涩

绵黄芪、陈皮（去白）各半两。上为细末，每服三钱，用大麻仁一合烂研，以

水投取浆一盏，滤去滓，于银、石器内煎，候有乳起，即入白蜜一大匙，再煎令沸，调药末，空心食前服。(《局方》黄芪汤)

17. 治四肢节脱，但有皮连，不能举动，此筋解也

黄芪三两，酒浸一宿，焙研，酒下二钱，至愈而止。(《得配本草》)

18. 治气虚胎动，腹痛下水

糯米一合，黄芪、川芎各一两。水煎，分三服。(《妇人良方》黄芪汤)

19. 治痘顶陷皮薄而软者

炙黄芪三钱，人参一钱五分，炙甘草七钱，川芎一钱，肉桂一钱，白术一钱。加数枣同煎，气不行加木香。(《种痘新书》保元汤)

20. 治小儿小便不通

绵黄芪为末，每服一钱，水一盏，煎至五分，温服无时。(《小儿卫生总微论方》)

21. 治小儿营卫不和，肌瘦盗汗，骨蒸多渴，不思乳食，腹满泄泻，气虚少力

黄芪(炙)、人参、当归、赤芍、沉香各一两，木香、桂心各半两。上细切，每服一钱，生姜二片，枣子半个，水半盏，煎至三分，去滓，温服。(《普济方》黄芪散)

22. 治脱肛

生黄芪四两，防风三钱。水煎服。(《中草药新医疗法资料选编》)

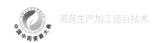

五、黄芪的临床应用进展

1. 对心绞痛的治疗

戚宏等治疗不稳定性心绞痛患者63例，其中治疗组33例，对照组30例，两组常规治疗相同，而治疗组加用黄芪注射液20ml、脉络宁注射液20ml加入液体中静脉滴注，每日1次，均2周为1疗程。结果：心绞痛发作次数、发作频率及血液流变学各项指标的改善差异显著，治疗组明显优于对照组（$P<0.05$）。

2. 缺血性脑血管病的治疗

翟秋菊等治疗组136例应用黄芪注射液40ml+生理盐水500ml静脉滴注，每日1次，合用蚓激酶0.4g，口服。每日3次，应用4周，结果总有效率为93.38%。对照组132例应用川芎嗪200mg+706代血浆500ml静脉滴注，每日1次，应用4周，结果总有效率为78.03%。两组比较差异显著（$P<0.05$）。

3. 治疗肺心病

贾连旺等将70例慢性肺心病加重期住院患者，随机分成2组，治疗组36例，对照组34例。治疗组在对照组用药基础上，加用黄芪注射液30～40ml（2g/ml）加入5%葡萄糖注射液250ml静脉滴注，每日1次，均连用2周。结果：治疗组显效17例，好转15例，无效4例，总有效率88.90%对照组显效9例，好转15例，无效10例，总有效率70.6%。两组比较有显著性差异（$P<0.05$）。同时，比较两组患者治疗前后的血液流变学各项指标变化，亦差异显著（$P<0.05$）。

4. 肾脏疾病的治疗

黄芪在肾小球疾病的防治中有重要作用，能改善肾小球疾病患者的蛋白质、脂质及糖的代谢，改善预后。徐开蕾等应用黄芪β–七叶皂苷注射液配合应用治疗肾病综合征1型30例。结果：完全缓解17例，部分缓解10例，无效3例，总有效27例。而对照组22例，完全缓解5例，部分缓解10例，无效7例，共有效15例。两组比较差异显著（$P<0.05$），且两组治疗前后24小时尿量、蛋白定量的减少与血浆白蛋白的升高亦差异显著（$P<0.001$）。

5. 慢性荨麻疹治疗

林远荣等应用黄芪注射液穴位注射治疗慢性荨麻疹32例。方法：取曲池、足三里、三阴交穴。穴位常规消毒，取10ml注射器，配以6号针头抽取黄芪注射液6ml（2g/ml），执笔式执针分别垂直刺入曲池、足三里、三阴交穴，进针1～1.5寸，有针感后回抽无回血，缓慢将药液注入，每穴2ml，两侧穴位交替选用，每天1次，7天为1个疗程。结果：治愈20例，其中1个疗程，治愈者12例，好转8例，无效4例。治愈率62.5%，总有效率为87.5%

6. 对肝脏疾病的治疗

吴炎等应用黄芪注射液治疗肝硬化患者41例。对比治疗前后血清白前蛋白（pA）、白蛋白（ArB）、丙胺酸转氨酶（ART）的变化，均明显改善，且的增加，治疗组较对照组更明显（$P<0.05$）。说明黄芪注射液能改善肝硬化患者肝脏蛋白质的合成功能，保护肝细胞膜，使pA、ArB升高，降低ART。

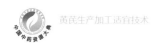

六、黄芪的现代制剂研究与发展

1. 注射液

生药黄芪水煎煮滤过浓缩，用乙醇沉淀处理，冷置回收乙醇，滤液浓缩后加注射用水稀释、调节pH、活性炭处理、再滤过、灌封、灭菌即得黄色或淡棕黄色澄明液体；主要有效成分为黄芪皂苷，广泛应用于冠心病、白细胞减少症、病毒性心肌炎、慢性肾炎、慢性活动性肝炎等疾病的治疗。

2. 胶囊剂

采用醇浸水煎提取有效成分，再喷雾干燥加入适量疏松剂后即得；适量加入西洋参、阿胶、灵芝、三七、虫草等药物，制成复方制剂；易于携带和保存，服用方便，疗效较好。

3. 复方黄芪鼻腔喷雾剂

主要成分是黄芪提取物和动物脂多糖，经过提取、浓缩、调节酸碱度、混合过滤、罐装成喷雾剂；临床给药方便，儿童易于接受，药雾粒细、分布均匀、吸收迅速、起效较快。

4. 口服液

醇提法以乙醇浸渍渗漉，回收乙醇浓缩后加入矫味剂和防腐剂，适量加水稀释、搅匀、静置、过滤即得棕黄色澄清药液；水提法以氨基酸成分为指标进行定量分析，较简单；口服液味甜微苦、口感较好，儿童易于接受。

5. 干粉针剂

从黄芪中提取出多糖组分，沉淀分离、超滤、离子交换、离心等反复水提醇沉法处理，低温干燥后即得类白色无定型粉末，用于抗肿瘤和辅助化疗。

6. 颗粒冲剂

黄芪水煎液滤过浓缩，醇化搅匀静置后取上清液，回收乙醇，再浓缩成清膏状，适量加入辅料后低温干燥制成颗粒或冲剂，常用于治疗小儿肾病。

7. 纳米微粒

将黄芪的醇提液在搅拌条件下缓慢滴加或喷雾加入到含有表面活性剂的黄芪水煎液中，得到全组分纳米颗粒；具有水溶性和醇溶性，疗效较好。

七、食用价值

黄芪是百姓经常食用的纯天然品，民间流传着"常喝黄芪汤，防病保健康"的顺口溜，意思是说经常用黄芪煎汤或泡水代茶饮，具有良好的防病保健作用。黄芪和人参均属补气良药，人参偏重于大补元气，回阳救逆，常用于虚脱、休克等急症，效果较好。而黄芪则以补虚为主，常用于体衰日久、言语低弱、脉细无力者。有些人一遇天气变化就容易感冒，中医称为"表不固"，可用黄芪来固表，常服黄芪可以避免经常性的感冒。

现代医学研究表明，黄芪有增强机体免疫功能、保肝、利尿、抗衰老、抗应激、降压和较广泛的抗菌作用。能消除实验性肾炎蛋白尿，增强心肌收缩力，调节血糖

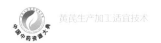

含量。黄芪不仅能扩张冠状动脉，改善心肌供血，提高免疫功能，而且能够延缓细胞衰老的进程。

八、应用前景

黄芪属大宗常用中药材品种，黄芪商品中野生品及人工栽培品均有。黄芪商品药材在20世纪70年代以前以采挖野生资源为主，70年代后野生资源量明显减少，而且长期以来黄芪的过度采挖对产区的生态环境也造成了严重破坏，因此70年代初期我国开始进行人工栽培，尤其是在80年代以后，我国黄芪的产销呈现逐年上升趋势，人工栽培逐步成为商品的主要来源，除黑龙江野生黄芪可形成一定的商品外，其他省区已很难提供批量的野生黄芪商品。

近年由于针剂的使用，国内外销量激增，年需求量已由20世纪90年代初期的6000～7000吨上升到目前的10 000吨以上，年出口量1600～2000吨。黄芪广泛用于临床配方、补益美容和中成药投料，又是传统大宗出口商品，远销世界各国。需求量约20 000吨。

附录一 蒙古黄芪良种繁育技术规程（试行）

前言

本标准按照GB/T 1.1–2009给出的规则起草。

本标准由山西农业大学提出并归口。

本标准负责起草单位：山西农业大学。

本标准主要起草人：乔永刚、冯前进、刘根喜、宋芸、赵贵富。

1. 范围

本标准规定了蒙古黄芪（*Scutellaria baicalensis* Georgi）种子的术语与定义，良种繁育环境条件，选地与整地，种子选择，播种，田间管理，病虫害防治，种子采收，包装、标识、贮存与运输。

本标准适用于蒙古黄芪种子的生产、繁育与管理。

2. 规范性引用文件

下列文件对于本文件的应用是必不可少的。凡是注日期的引用文件，仅所注日期的版本适用于本文件。凡是不注日期的引用文件，其最新版本（包括所有的修改单）适用于本文件。

GB 3095 《环境空气质量标准》

GB 5084 《农田灌溉水质标准》

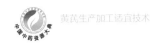

GB 15618 《土壤环境质量标准》

3. 术语与定义

下列术语和定义适用于本标准。

3.1 蒙古黄芪

本标准蒙古黄芪指豆科植物蒙古黄芪 *Astragalus membranaceus*（Fisch.）Bge. var. *mongholicus*（Bge.）Hsiao。

4. 良种繁育环境条件

4.1 环境空气

要求达到国家大气环境质量GB 3095二级以上标准。

4.2 灌溉水

要求达到国家农田灌溉水GB 5084二级以上标准。

4.3 土壤环境

要求达到国家土壤质量GB 15618二级以上标准。

5. 选地与整地

5.1 选地

应选择地势高、排水良好、疏松而肥沃的砂壤土，pH值6.5～8较为适宜。

5.2 整地

春秋季整地均可，以秋季翻地为好。深耕30～45cm，耙耱整平，作畦备用。

6. 种子选择

种子选用优良蒙古黄芪品种原种。

7. 播种

7.1　播种时间

蒙古黄芪为多年生植物，春夏秋均可播种，以春播较常见，当地温稳定在10℃以上即可进行播种。

7.2　播种量

每亩（667m²）播种量1.5kg。

7.3　播种方法

播种方法为条播，按行距80cm开沟，均匀撒播种子后覆土1cm，适当镇压。

8. 田间管理

8.1　间苗

苗高10cm时结合中耕锄草去除弱苗、病苗、变异苗，苗高15cm时定苗。每亩（667m²）留苗9000株。

8.2　中耕除草

黄芪苗出齐后结合间苗进行第一次中耕除草，苗高15cm左右进行第二次中耕除草，从第2年起，每年根据情况中耕除草1～2次。确保田间土壤疏松无杂草。

8.3　施肥

蒙古黄芪每年可结合中耕除草施肥1~2次，每次按每亩（667m²）沟施厩肥500~1000kg。

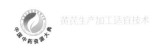

定苗后要追施氮肥和磷肥，良种繁育田每亩（667m²）追施硫铵15～17kg或尿素10kg、硫酸钾7~8kg、过磷酸钙10kg。花期每亩追施过磷酸钙5~10kg、氮肥7~10kg，促进结实。每年现蕾期、结荚期可喷0.3%的磷酸二氢钾和0.3%的硼砂溶液提高结实率。

8.4　水分管理

黄芪在开花结荚期如遇土壤干旱严重可适当浇水。雨季注意排水。

9.　种子采收

9.1　采收时间与方法

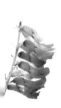

3年生蒙古黄芪植株可开始采收种子，8月下旬，当荚果下垂变为黄色、种皮变为半透明、种子变为褐色时采收。将成熟的穗状荚果用手从植株上捋下，装进袋子里收回。采种时要分批采收，不采绿荚，成熟后及时采收。

9.2　种子处理

果实采回后，及时摊在晾晒台上晒干，用木棍拍打，使种子与荚皮分离，然后过筛除去荚皮，风选除去荚皮和杂质，再晒干即可。用种子精选机将种子精选，除去不饱满粒、虫蛀粒、破碎粒、杂质。

10.　包装、标识、贮存、运输

10.1　包装

蒙古黄芪种子用遮光、防潮的材料包装。

10.2　标识

包装处注明物种名称、数量、质量指标、产地、贮存时间等。

10.3　贮存

种子经包装后置于凉爽干燥处贮藏。

10.4　运输

种子运输时包装应完好，运输工具必须清洁、防雨水、干燥、无污染，具有较好的通气性。

附录二 《中国药典》2015年版黄芪质量标准

一、黄芪

本品为豆科植物膜荚黄芪*Astragalus membranaceus*（Fisch）Bge.或蒙古黄芪*Astragalus membranaceus*（Fisch）Bge.var.*mongholicus*（Bge）Hsiao的干燥根。春、秋二季采挖，除去须根和根头，晒干。

【性状】 本品呈圆柱形，有的有分枝，上端较粗，长30~90cm，直径1~3.5cm。表面淡棕黄色或淡棕褐色，有不整齐的纵皱纹或纵沟。质硬而韧，不易折断，断面纤维性强，并显粉性，皮部黄白色，木部淡黄色，有放射状纹理和裂隙，老根中心偶呈枯朽状，黑褐色或呈空洞。气微，味微甜，嚼之微有豆腥味。

【鉴别】 （1）本品横切面：木栓细胞多列；栓内层为3~5列厚角细胞。韧皮部射线外侧常弯曲，有裂隙；纤维成束，壁厚，木化或微木化，与筛管群交互排列；近栓内层处有时可见石细胞。形成层成环。木质部导管单个散在或2~3个相聚；导管间有木纤维；射线中有时可见单个或2~4个成群的石细胞。薄壁细胞含淀粉粒。

粉末黄白色。纤维成束或散离，直径8~30μm，壁厚，表面有纵裂纹，初生壁常与次生壁分离，两端常断裂成须状，或较平截。具缘纹孔导管无色或橙黄色，具缘纹孔排列紧密。石细胞少见，圆形、长圆形或形状不规则，壁较厚。

（2）取本品粉末3g，加甲醇20ml，加热回流1小时，滤过，滤液加于中性氧化铝柱（100～120目，5g，内径为（10～15）：3mm）上，用40%甲醇100ml洗脱，收集洗脱液，蒸干，残渣加水30ml使溶解，用水饱和的正丁醇振摇提取2次，每次20ml，合并正丁醇液，用水洗涤2次，每次20ml，弃去水液，正丁醇液蒸干，残渣加甲醇0.5ml使溶解，作为供试品溶液。另取黄芪甲苷对照品，加甲醇制成每1ml含1mg的溶液，作为对照品溶液。照薄层色谱法（通则0502）试验，吸取上述两种溶液各2μl，分别点于同一硅胶G薄层板上，以三氯甲烷-甲醇-水（13：7：2）的下层溶液为展开剂，展开，取出，晾干，喷以10%硫酸乙醇溶液，在105℃加热至斑点显色清晰。供试品色谱中，在与对照品色谱相应的位置上，日光下显相同的棕褐色斑点；紫外光灯（365nm）下显相同的橙黄色荧光斑点。

（3）取本品粉末2g，加乙醇30ml，加热回流20min，滤过，滤液蒸干，残渣加0.3%氢氧化钠溶液15ml使溶解，滤过，滤液用稀盐酸调节pH值至5～6，用乙酸乙酯1：3ml振摇提取，分取乙酸乙酯液，用铺有适量无水硫酸钠的滤纸滤过，滤液蒸干。残渣加乙酸乙酯1ml使溶解，作为供试品溶液。另取黄芪对照药材2g，同法制成对照药材溶液。照薄层色谱法（通则0502）试验，吸取上述两种溶液各10μl，分别点于同一硅胶G薄层板上，以三氯甲烷-甲醇（10：1）为展开剂，展开，取出，晾干，置氨蒸气中熏后，置紫外光灯（365nm）下检视。供试品色谱中，在与对照药材色谱相应的位置上，显相同颜色的荧光主斑点。

【检查】 水分不得过10.0%（通则0832第二法）。

总灰分　不得过5.0%（通则2302）。

重金属及有害元素　照铅、镉、砷、汞、铜测定法（通则2321）测定，铅不得过5mg/kg；镉不得过0.3mg/kg；砷不得过2mg/kg；汞不得过0.2mg/kg；铜不得过20mg/kg。

有机氯农药残留量　照农药残留量测定法（通则2341第一法）测定。含总六六六（α-BHC、β-BHC、γ-BHC、δ-BHC之和）不得过0.2mg/kg；总滴滴涕（pp'-DDE、pp'-DDD、op'-DDT、pp'-DDT之和）不得过0.2mg/kg；五氯硝基苯不得过0.1mg/kg。

【浸出物】　照水溶性浸出物测定法（通则2201）项下的冷浸法测定，不得少17.0%。

【含量测定】　黄芪甲苷　照高效液相色谱法（通则0512）测定。

色谱条件与系统适用性试验以十八烷基硅烷键合硅胶为填充剂；以乙腈-水（32：68）为流动相；蒸发光散射检测器检测。理论板数按黄芪甲苷峰计算应不低于4000。

对照品溶液的制备　取毛蕊异黄酮葡萄糖苷对照品适量，精密称定，加甲醇制成每1ml含50μg的溶液，即得。

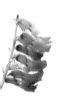

供试品溶液的制备　取本品中粉约4g，精密称定，置索氏提取器中，加甲醇40ml，冷浸过夜，再加甲醇适量，加热回流4小时，提取液回收溶剂并浓缩至干，残渣加水10ml，微热使溶解，用水饱和的正丁醇振摇提取4次，每次40ml，合并正丁醇液，用氨试液充分洗涤2次，每次40ml，弃去氨液，正丁醇液蒸干，残渣加水5ml使溶解，放冷，通过D101型大孔吸附树脂柱（内径为1.5cm，柱高为12cm），以水50ml洗脱，弃去

水液，再用40%乙醇30ml洗脱，弃去洗脱液，继用70%乙醇80ml洗脱，收集洗脱液，蒸干，残渣加甲醇溶解，转移至5 ml量瓶中，加甲醇至刻度，摇匀，即得。

测定法　分别精密吸取对照品溶液10μl、20μl，供试品溶液20μl，注入液相色谱仪，测定，用外标两点法对数方程计算，即得。

本品按干燥品计算，含黄芪甲苷（$C_{41}H_{68}O_{14}$）不得少于0.040%。

毛蕊异黄酮葡萄糖苷　照高效液相色谱法（通则0512）测定。

色谱条件与系统适用性试验　以十八烷基硅烷键合硅胶为填充剂；以乙腈为流动相A，以0.2%甲酸溶液为流动相B，按下表中的规定进行梯度洗脱；检测波长为260nm。理论板数按毛蕊异黄酮葡萄糖苷峰计算应不低于3000。

时间（min）	流动相A（%）	流动相B（%）
0～20	20～40	80～60
20～30	40	60

对照品溶液的制备　取毛蕊异黄酮葡萄糖苷对照品适量，精密称定，加甲醇制成每1ml含50μg的溶液，即得。

供试品溶液的制备　取本品粉末（过四号筛）约1g，精密称定，置圆底烧瓶中，精密加入甲醇50ml，称定重量，加热回流4小时，放冷，再称定重量，用甲醇补足减失的重量，摇匀，滤过，精密量取续滤液25ml，回收溶剂至干，残渣加甲醇溶解，转移至5ml量瓶中，加甲醇至刻度，摇匀，即得。

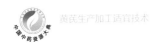

测定法　分别精密吸取对照品溶液与供试品溶液各10μl，注入液相色谱仪，测定，即得。本品按干燥品计算，含毛蕊异黄酮葡萄糖苷（$C_{22}H_{22}O_{10}$）不得少于0.020%。

饮片

【炮制】　除去杂质，大小分开，洗净，润透，切厚片，干燥。

本品呈类圆形或椭圆形的厚片，外表皮黄白色至淡棕褐色，可见纵皱纹或纵沟。切面皮部黄白色，木部淡黄色，有放射状纹理及裂隙，有的中心偶有枯朽状，黑褐色或呈空洞。气微，味微甜，嚼之有豆腥味。

【鉴别】（除横切面外）【检查】【浸出物】【含量测定】　同药材。

【性味与归经】　甘，微温。归肺、脾经。

【功能与主治】　补气升阳，固表止汗，利水消肿，生津养血，行滞通痹，托毒排脓，敛疮生肌。用于气虚乏力，食少便溏，中气下陷，久泻脱肛，便血崩漏，表虚自汗，气虚水肿，内热消渴，血虚萎黄，半身不遂，痹痛麻木，痈疽难溃，久溃不敛。

【用法与用量】　9～30g。

【贮藏】　置通风干燥处，防潮，防蛀。

二、炙黄芪

本品为黄芪的炮制加工品。

【制法】　取黄芪片，照蜜炙法（通则0213）炒至不黏手。

【性状】　本品呈圆形或椭圆形的厚片，直径0.8～3.5cm，厚0.1～0.4cm。外表皮淡棕黄色或淡棕褐色，略有光泽，可见纵皱纹或纵沟。切面皮部黄白色，木部淡黄色，有放射状纹理和裂隙，有的中心偶有枯朽状，黑褐色或呈空洞。具蜜香气，味甜，略带黏性，嚼之微有豆腥味。

【鉴别】 照黄芪项下的【鉴别】（2）、（3）试验，显相同的结果。

【检查】 水分 不得过10.0%（通则0832第二法）。

总灰分 不得过4.0%（通则2302）。

【含量测定】 黄芪甲苷 取本品中粉约4g，精密称定，照黄芪【含量测定】项下的方法测定。

本品按干燥品计算，含黄芪甲苷（$C_{41}H_{68}O_{14}$）不得少于0.030%。

毛蕊异黄酮葡萄糖苷 取本品粉末（过四号筛）约2g，精密称定，照黄芪［含量测定］项下的方法测定。

本品按干燥品计算，含毛蕊异黄酮葡萄糖苷（$C_{22}H_{22}O_{10}$）不得少于0.020%。

【性味与归经】 甘，温。归肺、脾经。

【功能与主治】 益气补中。用于气虚乏力，食少便溏。

【用法与用量】 9～30g。

【贮藏】 置通风干燥处，防潮，防蛀。

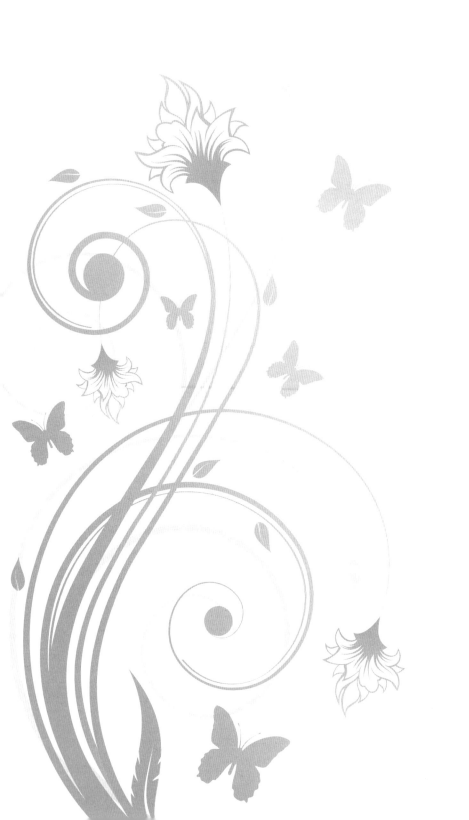

参考文献

［1］中国科学院中国植物志编写委员会. 中国植物志［M］. 北京：科学出版社，2004.

［2］谢宗万. 全国中草药汇编（第二版）上册［M］. 北京：人民卫生出版社，1996：788-789.

［3］吴亮，杜少佳，岳鹏宇. 浅谈恒山黄芪生长的气象条件［J］. 山西气象，2007，（02）：20-21.

［4］陈士林. 中药材产地适宜性介析地理信息系统的开发及蒙古黄芪产地适宜性研究［J］. 世界科学技术，2006，8（3）：47-53.

［5］常晖. 蒙古黄芪种子生物学特性及幼苗生长发育动态研究［D］. 西北农林科技大学. 2015.

［6］段琦梅. 黄芪生物学特性研究［D］. 西北科技农业大学. 2005.

［7］王萍娟. 吉林省不同种植地不同类型膜荚黄芪生物学特性和药材质量的研究［D］. 吉林农业大学. 2006.

［8］贾文秀. 蒙古黄芪种子质量标准研究［D］. 内蒙古农业大学. 2011.

［9］张天鹅，刘湘琼. 恒山黄芪病虫种类及发生规律调查［J］. 农业技术与装备，2011，（3）：38-40.

［10］陈志国. 甘肃陇西道地药材蒙古黄芪规范化栽培技术规程初步研究［J］. 中草药，2004（11）：1289-1293.

［11］周巧梅，田伟，温春秀. 蒙古黄芪育苗与平栽新技术［J］. 河北农业科技，2007，（02）：10.

［12］张贺廷，王健. 蒙古黄芪主产区栽培及商品规格等级调查［J］. 中药材，2015，38（12）：2487-2492.

［13］李志刚，陈垣. 揉搓对黄芪品质的影响［J］. 甘肃农业科技. 2013（12）：26.

［14］张贵君. 现代中药材商品通鉴［M］. 北京：中国中医药出版社，2001：652.

［15］赵一之. 黄芪植物来源及其产地分布研究［J］. 中草药. 2004（10）：1189-1190.

［16］詹志来，邓爱平，彭华胜，等. 基于历代本草产地变迁的药材道地性探讨—以黄芪、丹参为例［J］. 中国中药杂志，2016，（17）：3202-3208.

［17］张兰涛，郭宝林，朱顺昌，等. 黄芪种质资源调查报告［J］. 中药材. 2006（08）：771-773.

［18］秦雪梅. 我国黄芪药材资源现状与分析［J］. 中国中药杂志. 2013，38（19）：3234-3238.

［19］卫生部，国家医药管理局. 76种药材商品规格标准［S］. 1984：7.

［20］龚千锋. 中药炮制学（第九版）.［M］北京：中国中医药出版社，2012：271.

［21］国家国家药典委员会. 中华人民共和国药典（一部）［M］. 北京：中国医药科技出版社，2015：302-303.

［22］李瑞芬. 蒙古黄芪化学成分的分离与鉴定［J］. 沈阳药科大学学报，2007，24（1）：20-22.

［23］杨晓雷. 从黄芪生药中提取黄芪甲苷的工艺研究.［J］. 现代化工. 2008，28：374.

［24］周承. 中药黄芪药理作用及临床应用研究［J］. 亚太传统医药，2014，10（22）：100-101.

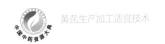

［25］宋登海，吴燕．黄芪的临床应用进展［J］．医学综述，2001，7（7）：439-440.

［26］李荣进．黄芪的生物学特征、功效及现代制剂的研究进展［J］．临床合理用药，2012，5（9A）：176-177.

［27］张贵君．中药商品学（第二版）［M］．北京：人民卫生出版社，2008：92.

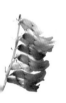